# ヨーガインベッド

めざめの15分間のヨーガタイム。
マインド・ボディ・スピリットを
活性化する絶好のチャンス!!

ナオミ・ソフィア・コール 著

大田 直子 訳

ガイアブックスは
地球の自然環境を守ると同時に
心と身体の自然を保つべく
"ナチュラルライフ"を提唱していきます。

Written and photographed by Naomi Sophia Call. Entire contents copyright © 2005, 2010 Naomi Sophia Call.
First edition published by Findhorn Press, 2005. Second edition published by Findhorn Press, 2010.

DVD ©2010 by AC Films, director: Auston Call (www.austoncall.com), model: Naomi Sophia Call, music by Devakant (www.Devakant.com)

Design by Tony Gravett, First Light Studios (FLstudios.com) and Thierry Bogliolo (Findhorn Press)
Front cover by Damian Keenan
Posture model and student of yoga: Christine Howansky
Author photograph by Mary Jane Call
Printed and bound in China

The exercises in this book are safe and gentle. If you have unmedicated high blood pressure, eye inflamations or any reason to question the suitability of the exercises, please consult with your doctor first.
The publisher and author disclaim all liability in connection with the use of the information in individual cases.

All rights reserved. The contents of this book and of this DVD may not be reproduced in any form, except for short extracts for quotation or review, without written permission from the publisher.

オーストンとローガン へ

私の人生を照らし、私を育み、
限界を超えて伸ばし、
最高の私にしてくれて
ありがとう。
永遠の愛と感謝をささげます。

そして

マイケル・シャファー へ

心から感謝します。

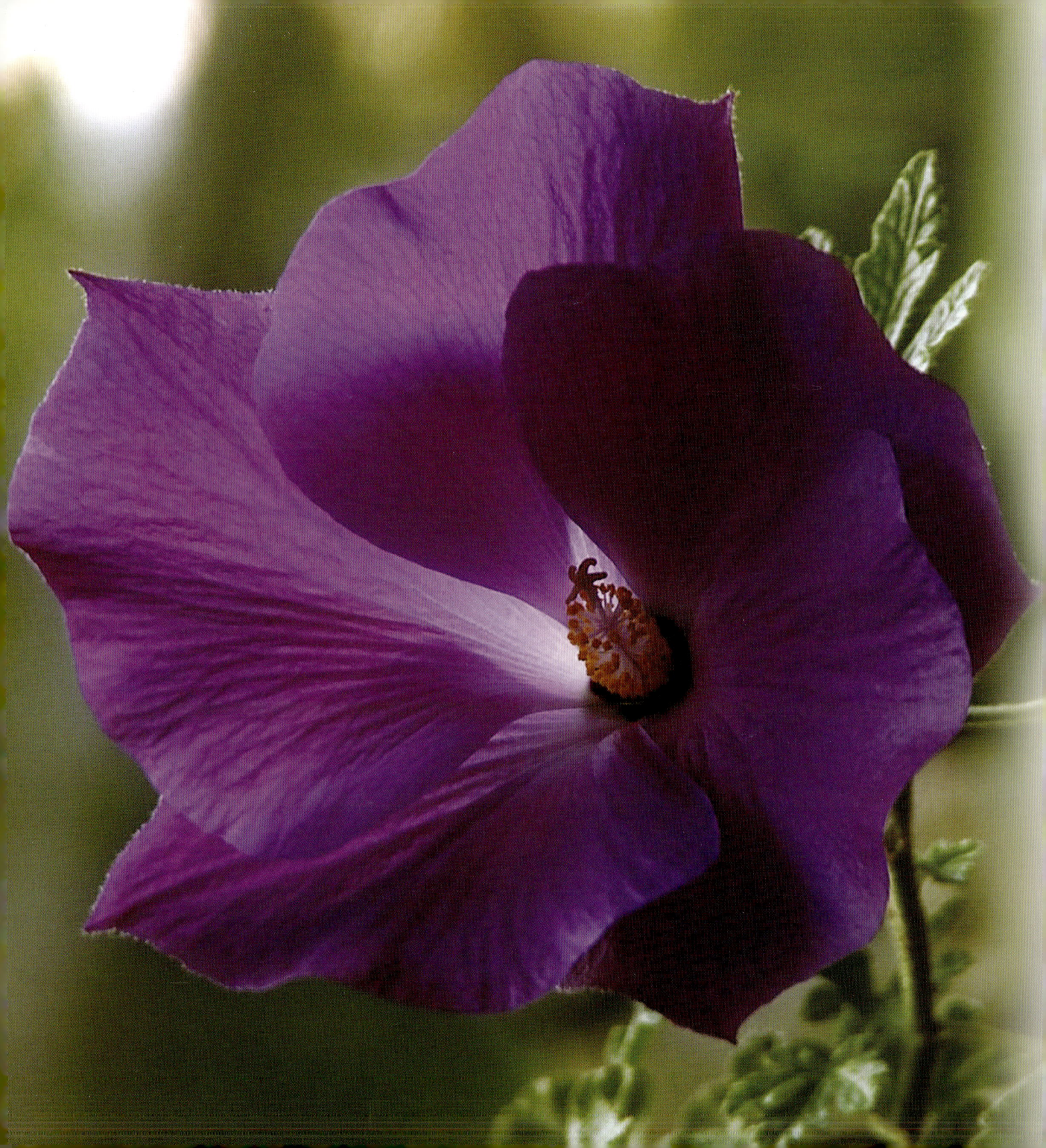

朝は目覚めのとき、
私のなかに夜明けがある。……

目覚し時計に頼らず、あくまでも夜明けを待ち望むことで、
再び目覚め、自分を目覚めさせておくことを学ばなくてはならない。
夜明けは私たちがぐっすり眠っているあいだも、私たちを見放しはしない。
人は意識的な努力によって必ず生活を高められるということほど、
心強い事実を私は知らない。
絵を描いたり像を彫ったりして、
美しいものをつくることができるのはすばらしいことだ。
しかし、周囲の雰囲気や環境そのものを彫ったり彩ったりすることのほうが、
はるかにすばらしい……
1日の生活の質を高めること、それが最高のアートなのだ。

——ソロー『ウォールデン』

# CONTENTS

8 **INTRODUCTION**
進化するヨーガ／ヨーガの誕生／今日のヨーガ／なぜヨーガをするのか？／本書の使い方／
DVDの使い方／呼吸／再生／脱却／自分自身のヨーガ・プログラムをつくる／始めよう

16 **BREATHE** 呼吸

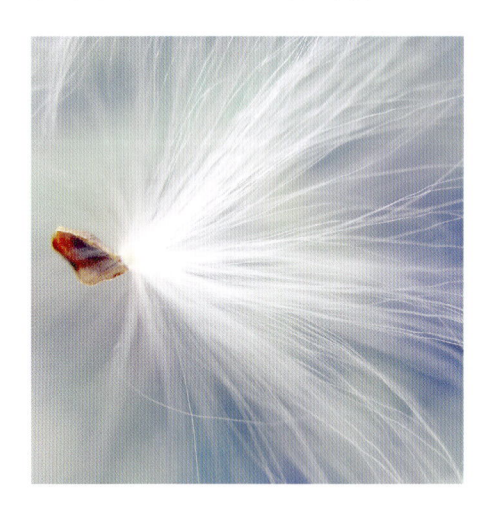

17 BREATH AND BODY 呼吸と体
呼吸とつながる／呼吸と感情／呼吸と思考／
十分に呼吸する／集中する

24 **STRETCH** ストレッチ

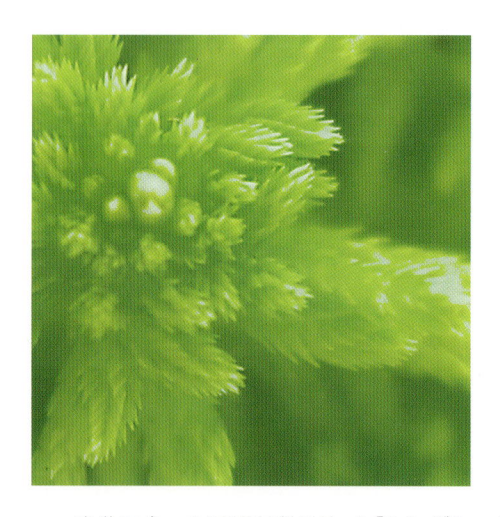

自分に合った日課を考える／「シングル・タスキング」／
実践すれば進歩する／日記をつける／
覚えておくべきポイント／呼吸から始める

30 FIRST STRETCHES 最初のストレッチ
首と肩のストレッチ／上半身のストレッチ

36 THE POSTURES ポーズ
赤ちゃんのポーズ／
脚のストレッチ（「ガス抜きのポーズ」）／
片膝を下ろすねじりのポーズ／橋のポーズ／
コブラのポーズ／テーブルのポーズ／猫と犬のポーズ／
子どものポーズ／子犬のポーズ／
ヨーガ・ムドラー（「ヨーガのしるし」）／
背骨のねじり／頭を膝へ／太陽の呼吸／
山と半月のポーズ／朝のセッションの結び

62 RENEW 再生

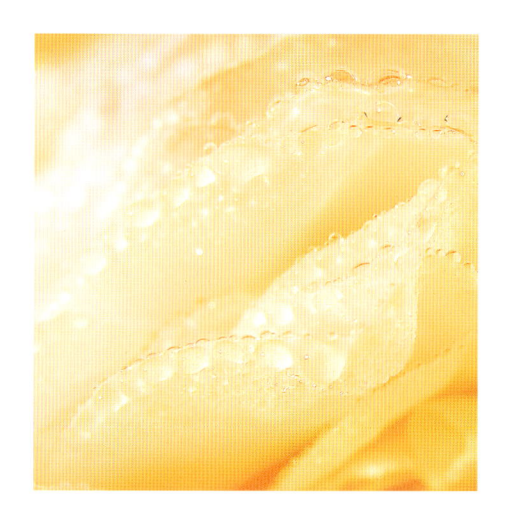

64 QUIETING THE MIND 心を静める

66 VISUALIZATION 視覚化
　内部の光／自然の中のイメージ／バラ／湖／
　その他のかたちの瞑想

70 EMERGE 脱却

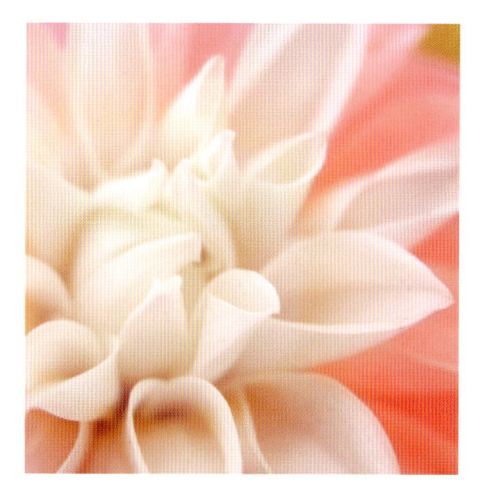

71 WATER 水
　水を優先する／いつ、どうやって水をとるか／食べ物

73 WHAT WE EAT 何を食べるか
　定期的に食べるべき重要な食べ物／よりよい食べ方

75 FOR MIND & SPIRIT 心と魂のために
　散歩する／内から外へ／体内の変化を感じる／
　何を考えるか

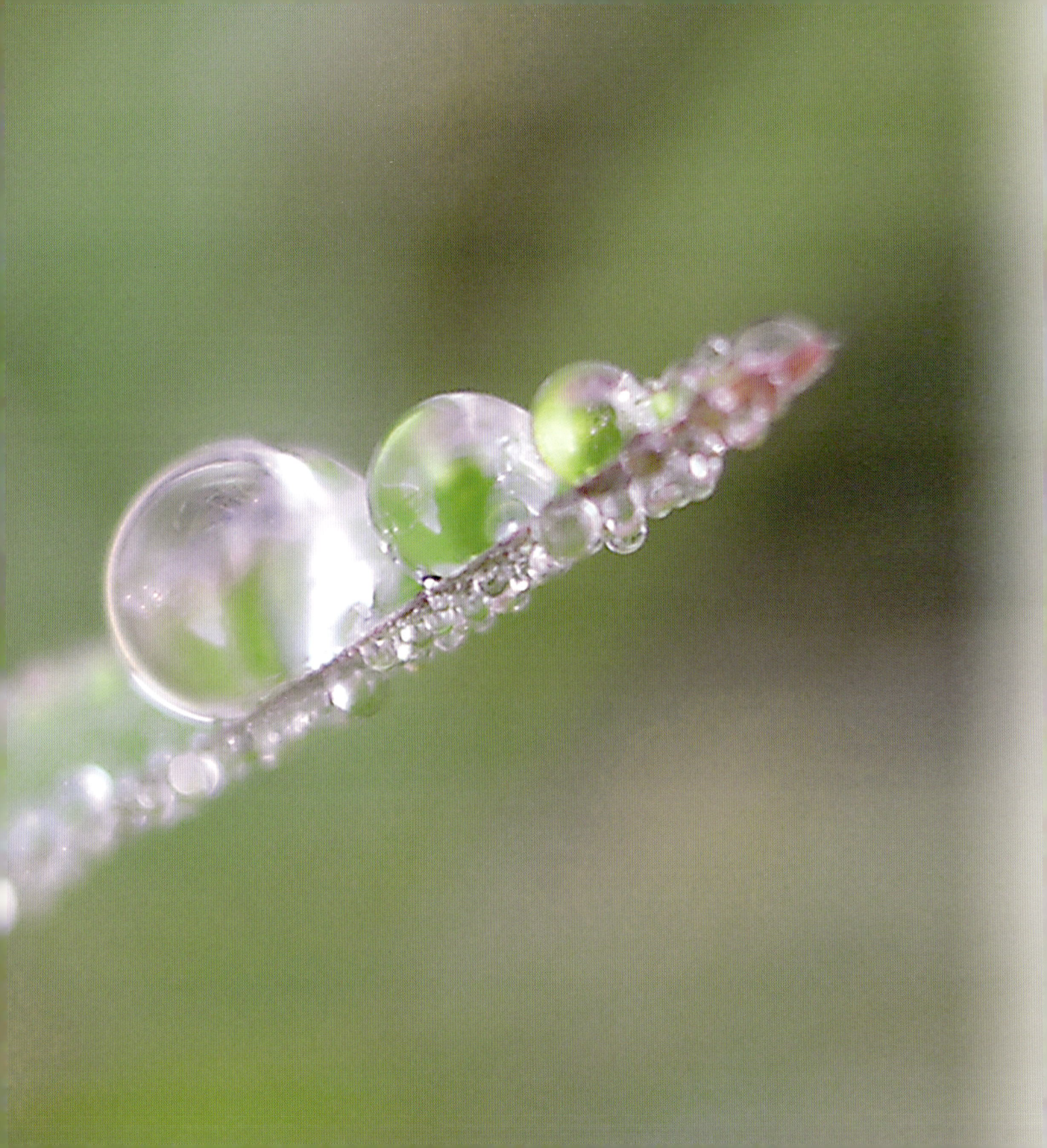

# INTRODUCTION

「今日より大切なものはない」

——ゲーテ

おはようございます！『ヨーガ イン ベッド』にようこそ。

これから、幸福感を高めるための新たな奥深い方法を学びます——15分の簡単なポーズとエクササイズですから、朝、ベッドから出る前にできます。

ヨーガは、体（ボディ）、心（マインド）、魂（スピリット）をかみ合わせることによって、あなたに自己理解を深める機会を提供します。年齢、健康状態、ライフスタイル、信仰、経済状況に関係なく、誰でも行うことができます。必要なのはあなたの体とやる気だけ。この本を実践するのにヨーガの経験は必要ありませんし、ほかに何も買う必要はありません。新しい朝の習慣にはゆったりしたパジャマがぴったりです。

毎朝、心地よい自分のベッドで少し時間を割くだけで、ヨーガのさまざまな恩恵に浴すことができます。体はより健康に美しくなり、元気が増し、情緒が安定し、気分が高まり、頭がすっきりして集中できます。痛みや苦痛やだんだん悪くなる症状がかなり軽減し、場合によっては消えてしまうかもしれません。

本書は、特別なウェアやヨーガマットを用意したり、どこかに出かけたりせずに、この伝統的な習慣を安全かつやさしく手ほどきする実践的な初心者向けガイドです。先生を探す必要もなければ、ヨーガ教室に通う必要もありません。必要なものはすべてそろっているので、いつでも始められます。

## yoga evolves 進化するヨーガ

およそ5000年前に誕生したヨーガは、世界で最も古くに確立した自己啓発体系です。ヨーガはブッダの時代、紀元前500年頃に生まれたと長年考えられていましたが、1920年代初めの考古学的発見によって、ヨーガが実際にどれだけ古いかが初めて明らかになりました。

## the birth of yoga ヨーガの誕生

インダス川流域（現在のパキスタン）の発掘で見つかった紀元前3000年頃のソープストーンの印章には、明らかにヨーガのポーズをとっている人物が描かれています。この工芸品はヴェーダ人と呼ばれる人たちの文化によってつくられたものです。ヴェーダ文化は、その名が示す2本の大河の流域で栄えたインダス・サラスヴァティー文明の一部でした。

インダス・サラスヴァティー文明は驚くほど高度でした。人々は複合的な数階建ての建物、排水設備、そして幾何学的に設計された道路を建設していました。さらに、彼らが自分についての知識を増やそうとしていたことを、残存する文献が実証しています。彼らは人間の本質をよく理解し、自分自身や世界と調和して生きるのに必要なことの核心を知っていました。長い時間、座して瞑想することによって、日常生活を超越して魂の本質とつながることができると知ったのも、卓越した発見の1つです。それができるようになるために、体を強くきれいにする必要があるとわかったので、それをなし遂げるための方法を探しました。そして探し求めるあいだに、ヨーガの実践が生まれたのです。

初期のヨーガ文化は、人類の知恵を実践し、示しました。進歩の種を植え、その言葉が私たちの幸福と自由にとって重要な鍵を握っていたのです。

これら初期の達人たちの贈り物は、人間の最高の潜在能力を実現しようとするなかで、さまざまなかたちのヨーガを探ってくれたことです。彼らの先駆的な探求のあと数千年間に、無数の指導者たちがそれぞれ独自の知恵を出し、ヨーガの知恵の伝統をさらに豊かにしてくれたおかげで、私たちはそれぞれ自分の生活を豊かにするヨーガの道を考え出すことができるようになったのです。

## yoga today 今日のヨーガ

ヨーガは単なる一連のポーズではなく、個人を互いに結びつけ、さらに個人を自らの神性と結びつける、スピリチュアルな実践を包括したものです。

今日もなお、さまざまなかたちのヨーガが新たな異なる組み合わせを進化させています。アメリカだけでも16種類の広く認められているかたちのヨーガ（そのうちのハタ・ヨーガが本書の基本）を体験でき、ヨーガ指導者は生徒のニーズに対応しようと、自分自身の精神にしたがって、数えきれないほどのバリエーションを提供しています。

## why practice yoga? なぜヨーガをするのか？

率直にいえば、効き目があるからです。ヨーガは覚えやすく、ヨーガをすると気分がよくなります。ヨーガをした日は必ず、自分の努力が報われるのを感じます。

INTRODUCTION

ヨーガという言葉の由来はサンスクリット語のyuj、意味は「くびき」、荷車やすきを引くなどの有益な仕事をさせるために、1対の牛をつなげる道具です。初期のヨーガ実践者は、重要な仕事を行うために牛をくびきでつなぐのと同じように、ヨーガを用いて体と心と魂を結びつけ、調和させることができると考えていました。

ヨーガの意味は長年のあいだに変化しましたが、ヨーガは受け継がれてきた最も価値あるものの1つであり、私たちが今日生きるのに不可欠な生活習慣であると、大勢の人々が信じています。

**how to use this book** 本書の使い方

『バガヴァッド・ギーター』に「ヨーガは適切に行動する術」と書かれています。「適切に」行動するために、自分の幸福や魂を育む健康志向の日課を計画しましょう。これまでこのようなことを自分でやると決めたことがない場合は、少しずつ始めて、1日1回または週に1回、やる習慣をつけていってください。

まず、「呼吸」の章と「ストレッチ」の章をすべて読んで、呼吸法について学び、最初にやることを計画しましょう。先を飛ばしてポーズを始めたいと思うかもしれませんが、「呼吸」の章に書かれている情報は、ヨーガの経験をより充実した豊かなものにするのに欠かせません。

**how to use the dvd** DVDの使い方

本書の付録DVDは、屋外にマットを敷いて撮影されており、朝の実践をやる気にさせるオプションとして、本だけでは足りないところを完璧に補っています。どの章を見るか、いつでも簡単に選べます。たとえば、ある朝はストレッチの章をやって、次の日には呼吸だけに集中する、といった具合です。再生の章では気持をリラックスさせる瞑想を提案し、デヴァカントの心を打つ音楽が自然の美しさと調和しています。

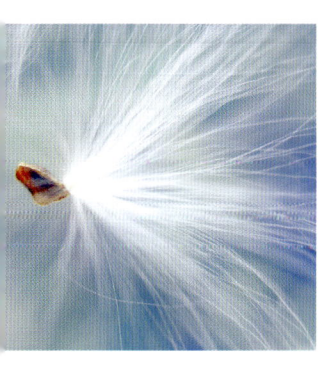

**breathe** 呼吸

ヨーガは「呼吸が9、ポーズが1」と言われています。ヨーガは一連のポーズだと考えている人にとって、妙な話に聞こえるかもしれませんが、正しい呼吸を重視することは、たいていの人が思っているよりはるかに大切なのです。不自然な呼吸をしている人は大勢います――あなたも、自分自身の呼吸の癖を直さなくてはならないことがわかるかもしれません。

初期のヨーガ実践者たちは、体の機能を改善し、寿命を延ばすための基本手段として、意識的な呼吸を考え出しました。彼らは呼吸が心とつながっていることを発見したのです。一方の変化は必ず他方に影響します。呼吸をゆっくりすることで、瞑想のために心を上手に静められることがわかりました。

呼吸を静めることに注意を集中すると呼吸数と心拍数が下がることは、医学的研究が裏づけています。そして、思考過程を含めた体内のすべてのシステムが、協調して反応します――すべての器官にかかるストレスを減らし、寿命を延ばす可能性のある、「リラクゼーション反応」です。これだけでも、多くの人にとってヨーガの実践を始める理由として十分です。

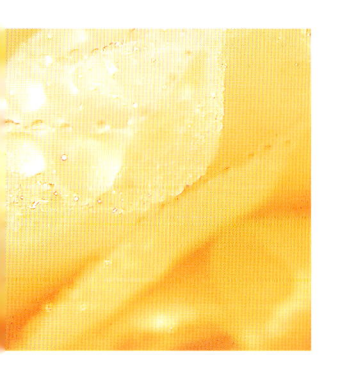

**renew** 再生

ヨーガ・スートラの言葉を借りると、「ヨーガは心の活動を静めること」。最初はおもに体を強くしたい、細くしたい、健康にしたい、という思いでヨーガに興味をもつ人が多いのですが、そういう人たちも、ヨーガの奥深い世界がわかるようになってきます――21世紀を生きるためのストレスのなかで「静かな場所」をつくることができるのです。体の健康を維持・増進するために必要な内面のバランスをつくるには、静かな心が必要不可欠と言えます。「再生」の章は、いつでもあなたにとって最適の時間帯に、瞑想とリラクゼーションのメリットを探究する手引をしてくれます。

INTRODUCTION

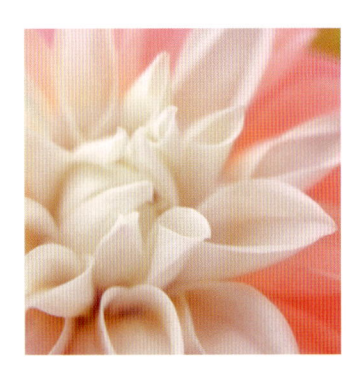

**emerge** 脱却

ヨーガは「生活の科学に基づいた生きる術」と言われます。本書の「脱却」の章は、純粋な水、健康に良い食べ物、新鮮な空気の重要性に関する情報など、起床してからの元気のもとになるツールについて述べています。

「起床してからのヨーガ」のポーズも探究することができます。

**creating your own yoga program** 自分自身のヨーガ・プログラムをつくる

私たちが提供するツールは単なるガイドラインです——楽しむことを忘れないで！

ヨーガは楽しい冒険になりえるものですし、そうあるべきです。すでに飽和状態の日課にもう1つ雑用を加えるわけではありません。どうぞ自由に、気に入ったストレッチを選んで、好きなように休んだり繰り返したりしてください。あなたの朝はあなた自身が決めていいのです！

本書には、わかりやすい各ポーズの写真が掲載されています。あなたのフォームはモデルのものと同じには見えないかもしれません——たいていの場合、ポーズは違う人がやれば違うように見えるのです。

「適切な行動」のもう1つのポイントは、達成可能かつ持続可能な目標を設定することです。フラストレーションを感じないで達成できる、自分なりの日課を決めましょう。

健康と精神的成長を目指すことを誓って、何か行動をおこすことは、つねに前向きな1歩なのです。

## begin it 始めよう

毎朝、ほかの何よりも誰よりも優先して、まず少しだけ時間を割くことで、あなたの1日が変わります。

体内のストレスと隠れた緊張を解き放つ方法を覚えると、びっくりするような平穏と調和の泉が見つかります。

ヨーガを探求することによって、心を集中させ、感情のバランスをとり、体を強くしながら、新しい自由を感じ、軽やかに生きるようになります。

毎日、得るものが増えます。なにしろ1日の始まりがよくなるのですから！

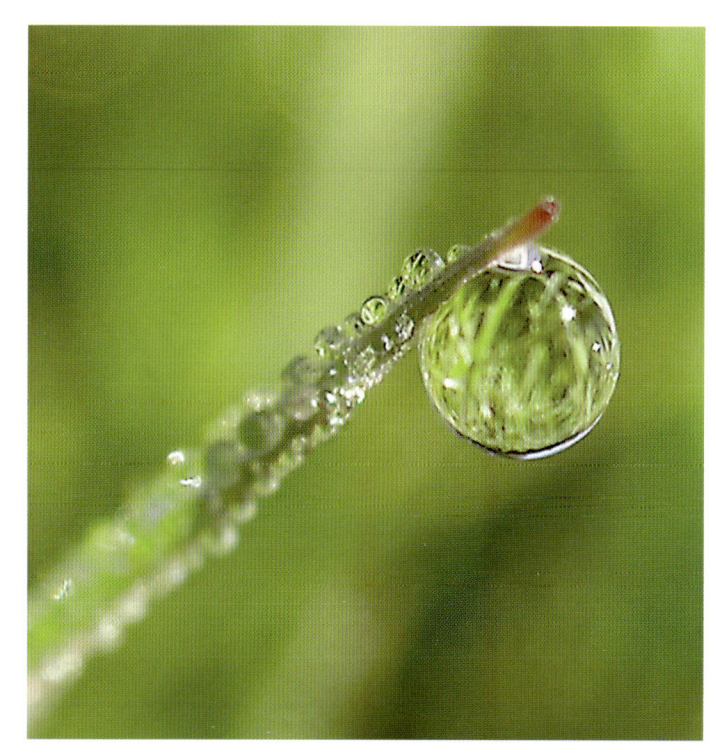

自分にできること、またはできると
夢見ていることがあるなら、
始めなさい。
大胆さには才能と強さと魔力がある。

——ゲーテ

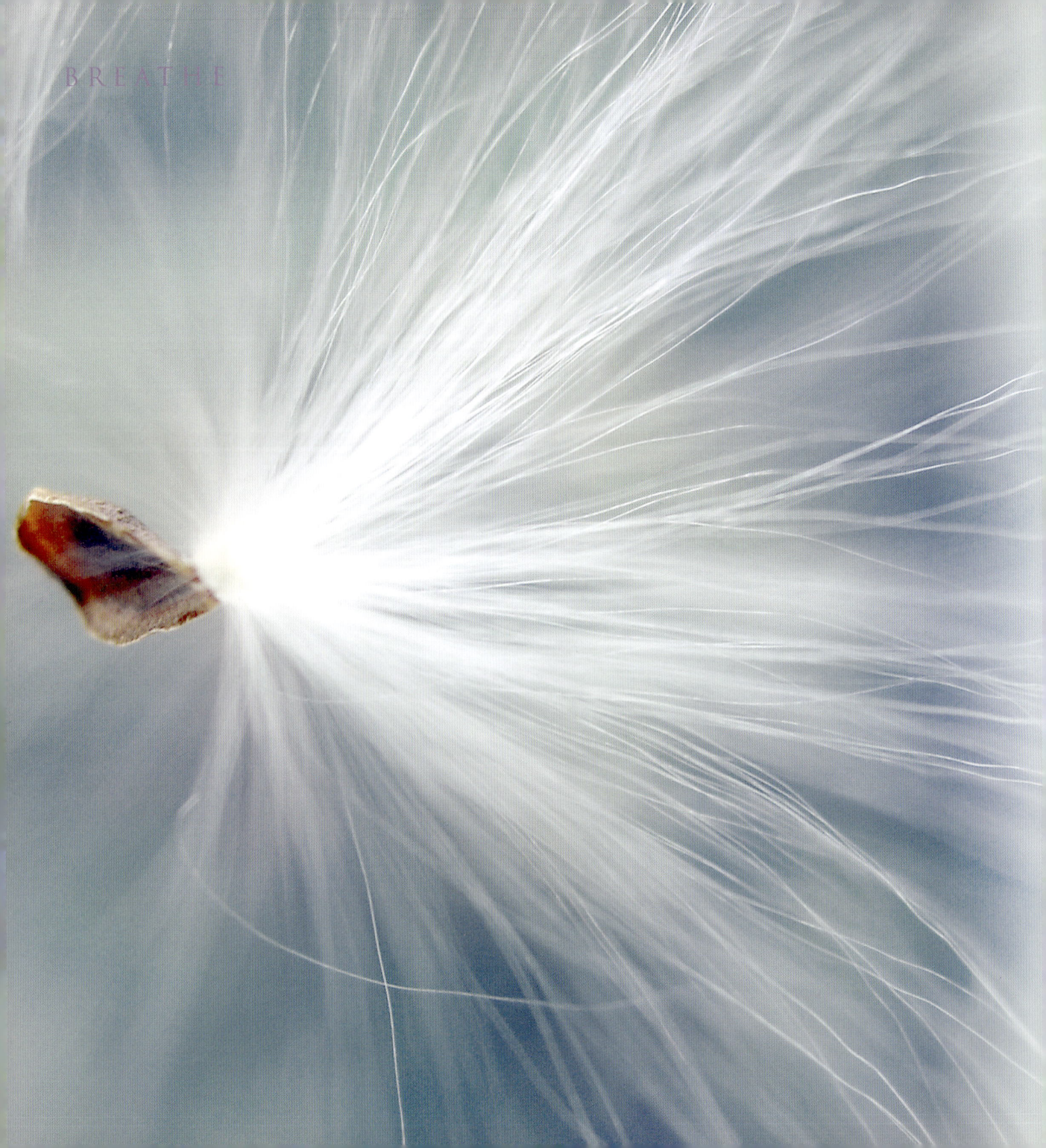

BREATHE

# BREATHE

「おまえさん、だれ？」イモムシは言いました。
……アリスはおずおずと答えました。
「あたし、あたし、今はよくわからないんです。
少なくとも今朝起きたときは、自分がだれだかわかっていたのに、
それから何回か変わったにちがいないって思うの」。

——ルイス・キャロル『不思議の国のアリス』

呼吸の一回一回が素晴らしい新たな始まりです。私たちを一瞬一瞬、新しく変える潜在力をもっているのです。生まれた瞬間から死ぬ瞬間まで、一度に一回ずつの呼吸が、私たちに命を与えます。生活の質におよぼす影響の深さを考えると、たいていの人が呼吸の驚異にほとんど注意を払っていないのは意外です。

ふだんは意識にのぼらない活動に注意を向けることで、自分とその活動との関係が深まります。意識的な呼吸はエネルギーを高め、思考を明晰にし、情緒を安定させるので、私たちは何をやるにも効果的にできるようになります。

もっと意識的に呼吸する方法を身につけることは、ヨーガの実践にとって——健康と幸福感を高めるあらゆる活動にとっても——とても大事です。

## breath and body 呼吸と体

私たちは肺活量のごく一部しか使っていません——平均でわずか25パーセント！多くの人は、単純に胸を広げたり縮めたりすることで呼吸していますが、自然な呼吸は実は腹部の深いところを中心に行います。健康的な腹式呼吸が文化によって妨げられることも多いのです。たとえば、男性は胸を押し出しておなかを引っ込め、「背筋をシャンとして立つ」のがよしとされ、女性は息がまともにできないようなコルセットやガードルを我慢し、最近では「完璧な」ボディーになることを期待されます。

体が自然な姿勢にもどって楽に呼吸すれば、美しさと安らぎが自然に発散されることがわかります。

意識的に深く呼吸すると、空気が肺に深く取り込まれて、呼吸の速度がゆっくりになり、同時に肺が十分に活用されます。そのおかげで、随意不随意にかかわらず、体と機能がゆっくり反応するようになり、心拍数、代謝速度、そして血糖値が下がります。さらに脳と心臓への血液と酸素の供給量が増えます。

### connecting with breath 呼吸とつながる

呼吸のパターンに影響する主な要因は3つあります。無意識のまね、姿勢、そしてストレスです。人がこの世に生まれて自分で最初の呼吸をするとき、体は自然のリズムで動いています。しかしすぐに、いつも世話をしてくれる人の行動をまねするようになり、その行動が動き方、話し方、食べ方、そして——もっと微妙に、でも同じくらい重要なこととして——呼吸のし方に影響するようになるのです。こうしてしっかり植えつけられた行動パターンは、ふつう意識にのぼらず、たいてい非効率的で、有害でもあり、正すには時間と根気が必要です。

*人間の体は1日平均2万4000回呼吸して、およそ4万リットルの空気を循環させます。*

意識的な呼吸をうまく行うには、適切な姿勢が重要な役割を果たします。呼吸とのつながりが切れている感じがすると報告する人が大勢います。呼吸と再びつながる1つの方法は、1日中何をするにも、姿勢を意識することです。新生児はストレスの影響も文化の影響もまだ受けていないので、その姿勢は理想的です。赤ん坊が呼吸するのを観察してみましょう。全身で呼吸しているのがわかります。その呼吸は存在そのものと不可分です。ここで簡単な実験をしましょう。前かがみの姿勢ですわり、呼吸を意識します。次に背筋を伸ばして、とたんに呼吸が十分に深くなることを確認しましょう。姿勢が悪いとどれだけ肺活量が落ちるか、これではっきりわかります。姿勢を良くして呼吸を深くすることで、美しさとエネルギーと安らぎの尽きることない源とつながるのです。

## breath and emotion 呼吸と感情

呼吸は感情に深い影響をおよぼします。あなたもひどく動転したり、おびえたり、怒ったりしたとき、呼吸の変化に気づいたことがあるかもしれません。このような強い感情はストレスを生み、呼吸が神経系に取り消しのメッセージを伝えるまで解消されません。呼吸を利用して自然なリズムを保つことを覚えると、もっとうまく感情の変化をコントロールして、ストレスの多い状況でも平静を保てるようになります。

## breath and thought 呼吸と思考

意識的な呼吸は心を集中させるための最高のツールです。心がストレスを受けて過剰反応を起こすとき、呼吸が浅く不規則になるおそれがあります。幸福で、穏やかで、頭がすっきりしているとき、私たちは満ち足りた落ち着きを感じます。呼吸を使って心を集中させることによって、思考過程全体も明快になります。

意識的な呼吸は体と心と魂のバランスをとるための鍵になるのです。

## breathing fully 十分に呼吸する

この呼吸エクササイズは、できるだけ頻繁に行うものとして考えられています。実践する1〜2分の時間を1日の中でできるだけたくさん見つけましょう。渋滞で動けないとき、コンピューターの起動を待つとき——そんな時間はたくさんあって、すぐに活用できます。

呼吸をもっと意識することを思い出すために、付箋紙に「呼吸」と書いて、家中あちこちに貼るといいかもしれません。電話のそば、洗面所の鏡、ベッドの横、コンピューターの上、コーヒーポットの脇、車のダッシュボード、オフィスの机、等々。

呼吸の癖は深く根づいているパターンなので、このエクササイズがふだんの自分の呼吸とまったく違うと感じる場合はとくに、1日1回集中するだけでは変えられません。肺と呼吸のエクササイズに対する取り組みは、ふつうのエクササイズへの取り組み——1日に1回決まった時間に行うもの——と違います。1日中意識的な呼吸をするのです。忘れないでください。まったく新しいことをしていると感じるかもしれませんが、実は本来備わっている知恵にもどっているだけなのです。

このエクササイズでは、腹式呼吸と呼ばれるものを行います。本当におなかに息を吸い込むわけではなく、腹筋に注意を向けながら、より深く肺に息を吸い込むだけです。これまでやったことがなく、今の呼吸方法とは正反対にも思えるかもしれませんが、以下のやり方に根気強くしたがってください。自然な呼吸のリズムに集中できるでしょう。

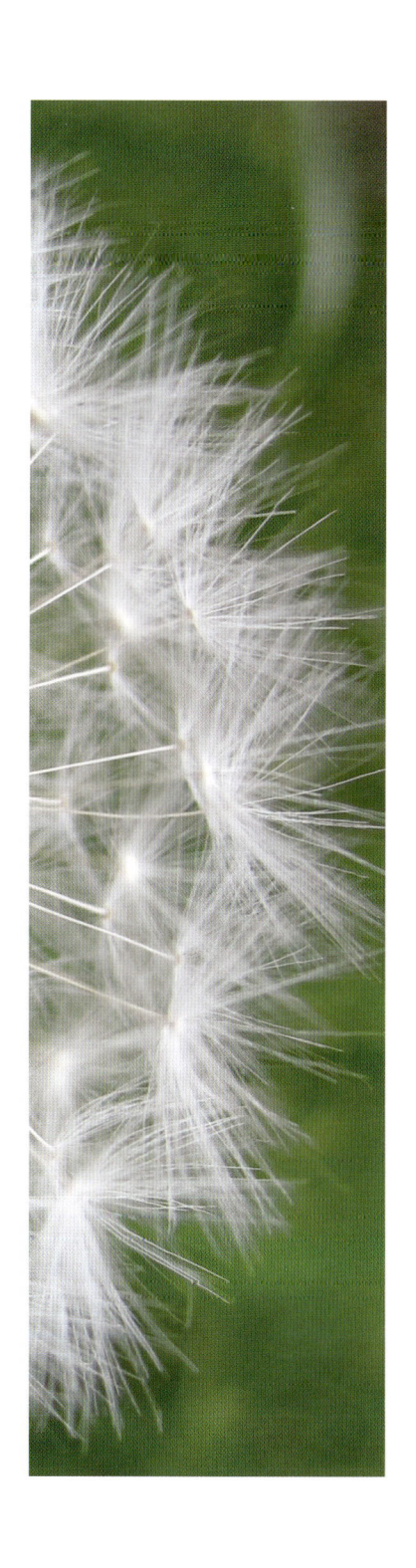

背筋を伸ばしてすわるか、支えのある楽な姿勢であおむけになります。

目を閉じて、すべての注意を呼吸に向けます。
自然のリズムを意識し、感じましょう。
ゆっくりと、今の自分の呼吸をどう感じるかに集中します。

自分のおなかを大きな黄色い風船と想像しましょう。
息を吸いながら、風船を膨らませるように、おなかを空気で満たします。

手のひらをおへそに当てて、おなかが手のひらを押し上げるのを感じてください。

息を吐くと、風船の空気がゆっくり抜けてしぼむように、おへそが背骨に向かって落ちていきます。

このリズムを繰り返し、呼吸の速度をできるだけゆっくりにしていきます。
おなかの動きを誇張して、とくに息を吐いたあと、肺活量がどれだけ増えるかを感じてください。

腹式呼吸を練習するときは、吐く息を重視しましょう。
肺をからっぽにして、息を吸えるように十分に息を吐かなくてはなりません。

## focusing 集中する

このエクササイズのあいだ、集中を保つのが難しいと思うかもしれません。朝食やスケジュールや約束のことを考えて、1日の計画を立て始めてしまうかもしれません。心の中で1つの「声」が聞こえるのではなく、注目しろと騒ぎ立てる団体がいるように感じる人もいます。集中を保つのが難しいと思ったら、次の方法を試してみましょう。

- 息を吸うたびに心の中で「息を吸って」と言い、吐き出すたびに心の中で「息を吐いて」と言います。吸気と呼気のあいだの間を意識しましょう。

- 自分の呼吸を1つの色、または白い光、あるいは注意を引きつける何かの形としてイメージしましょう。息を吸いながら、その色か形を体の奥深くに取り込み、自分自身を満たします。息を吐きながら、そのイメージを完全に解き放ちます。想像力を目に見えるものの中で働かせ、喜ばせるのです。1つの色で息を吸い、別の色で吐いてもかまいません。

- 笑顔は体を柔らかくして、安心感をもたらしますから、心を静めて体内のストレスを発散するのに役立ちます。

呼吸に精通するベトナム人僧侶のティク・ナット・ハンは、呼吸しながら次の詩を暗唱するよう勧めています。

> 息を吸い、体と心を静め、
> 息を吐き、ほほえむ
> 今このときを生き
> この瞬間だけとわかる

自分の生活に取り入れたいクオリティに意識を集中する人もいます。たとえば、もっとリラックスしている、クリエイティブになっている、情熱的になっている、または楽しんでいる自分を見たいと願うのです。息を吐きながら、望まない性質やエネルギー、たとえば恐怖、動転、怒り、緊張などが、体から取り除かれるのを感じます。何かひとつのクオリティを選んで、1日あるいは数日間、それを保とうとしてみましょう。

意識的な呼吸は、活力、創造力、美しさ、洞察力、そして新鮮な生命力の尽きることのない泉に続く道だと考えましょう。

前に進んで、もっと穏やかな気持ちになり、もっと晴れやかな表情になり、もっとすっきり考え、もっと長く健康に生きるようになりましょう！

あなたは呼吸するたびに、着々と進んでいるのです。

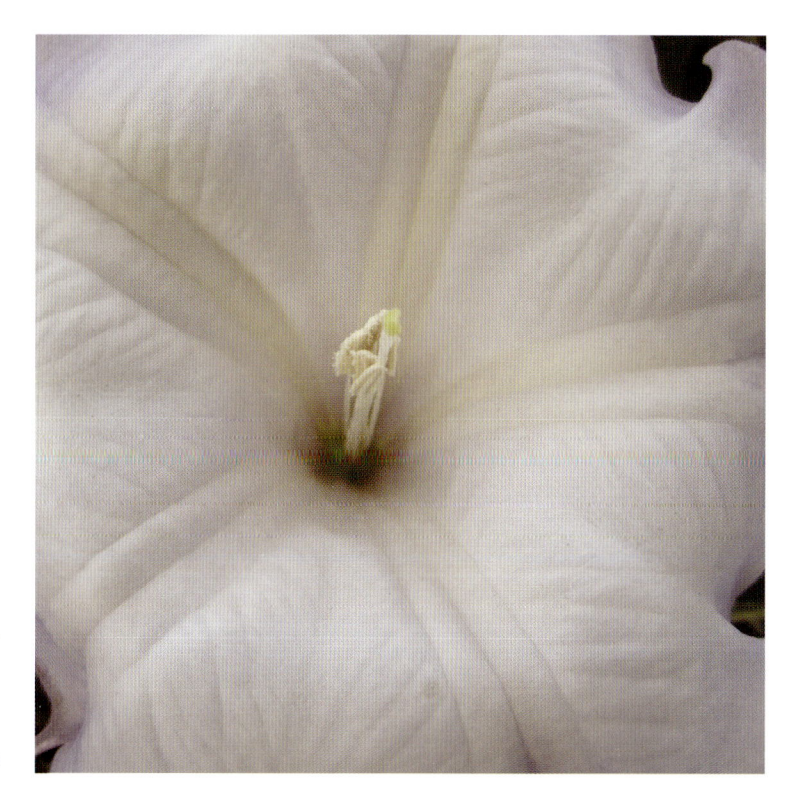

> すべての花は、
> 深い根っこに光を宿している。
> ——セオドア・レトキ

STRETCH

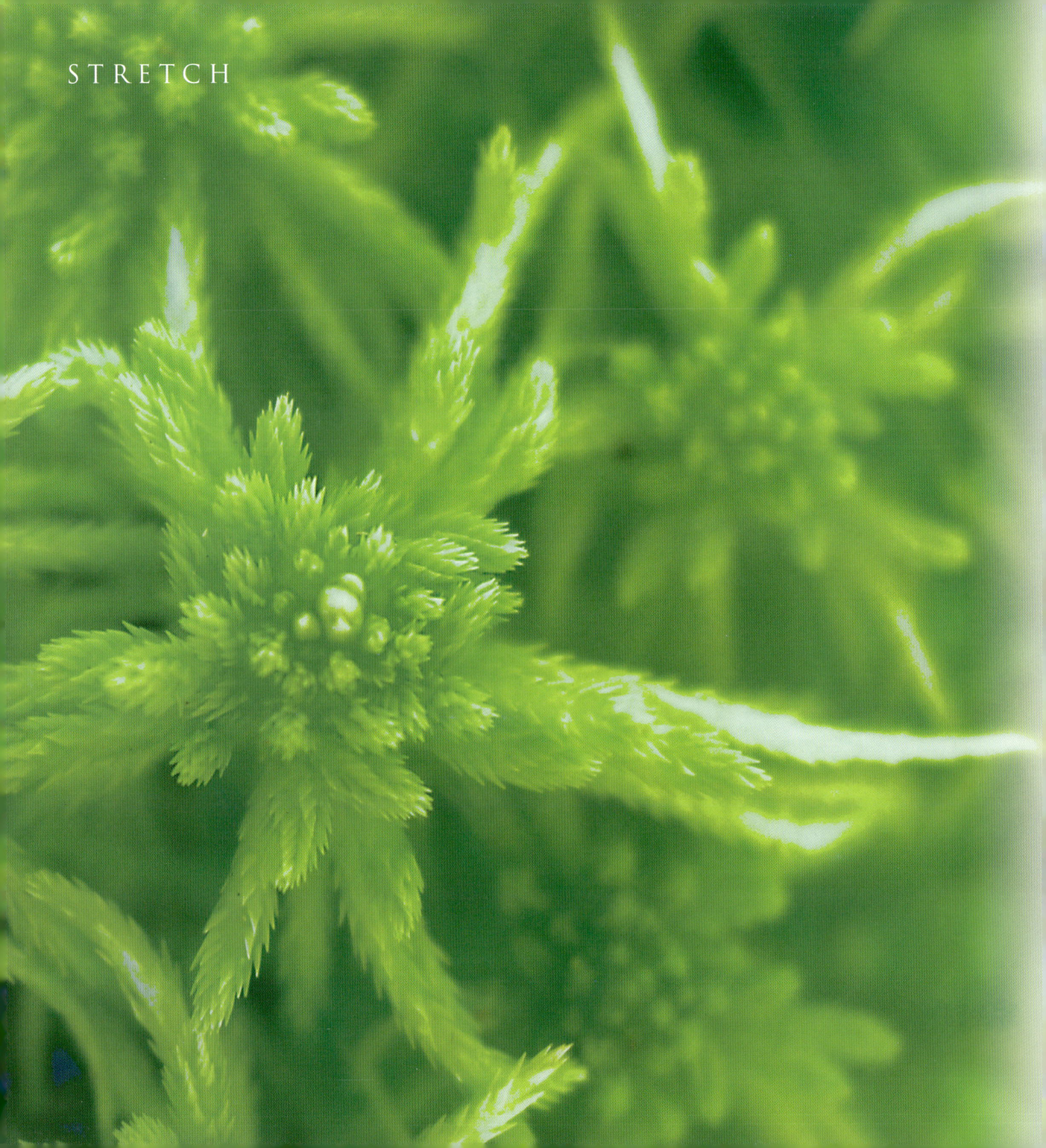

STRETCH

今いる場所で、持っているもので、できることをやりなさい。

——セオドア・ルーズベルト

体の柔軟性は日常生活に対応する能力を支えています。

心が静かで、背骨も体も温まっていて重力の影響を受けていない朝一番に、ヨーガのエクササイズを始めましょう。この時間は、背中の周囲の筋肉も比較的しなやかで受容的です。

柔軟な背骨はあらゆる健康の中心軸です。背骨は全身を支え、神経系の主要経路になります。前に後ろに、左に右に、さまざまな方向に伸ばすことが可能で、左にも右にもひねることができます。毎日背骨をこのように単純に動かすだけで、もっと健康で幸福な体になること請け合いです。

### designing a routine that's right for you 自分に合った日課を考える

自分の目標に合った、達成可能で継続可能な日課を決めることが重要です。自分の日課を自由に考えましょう。

最初は日課を1週間ずつのステップに分けてもかまいません。たとえば、1週目に呼吸法、体のウォーミングアップ、そしてできれば最初の2〜3ポーズを覚えます。2週目に、もっとたくさんのポーズを加え、3週目には日課全体をこなす取り組みを始めます。

## 'single-tasking' 「シングル・タスキング」

多忙な生活の中で、私たちはたくさんの活動をたいてい同時に行うことに慣れています。マルチ・タスキングという言葉が生まれたのは時代の象徴です。実際には、1度に1つのことしかできません。1つの仕事から次の仕事にすばやく移る術が身についているので、すべてを同時にやっているように見えるだけなのです。その影響で、体はどの活動も意識して経験することができず、心は完了をきちんと記録することができません。そのために、そのうち大きな緊張と不安が生まれかねません。活動と活動のあいだに、完全な呼吸を一回する程度の短い時間でも休めば、かなり違ってくるでしょう。呼吸をするたびに、注意をきちんと今現在に向けて、満足感と達成感を高めることができます。

ストレッチとストレッチのあいだにちょっと休んで、体にストレッチの恩恵を受け止めるチャンスを与えることも同じくらい重要です。

忘れないでください。息を吸って、ちょっと休んで、息を吐いて、またちょっと休む、これが1回の完全呼吸です。

体に案内役を任せましょう。心ではなく体が語りかけてくることに、耳を傾ける術を身につけましょう。心は休ませること。たいていの場合、心は自分にできることとできないことについての先入観をもっています。体の分別がまったく違うことを語りかけてくることも多々あります。ヨーガの実践を始めるたびに、やるのは初めてで、何でもできるかのように、ストレッチにアプローチしましょう。体の言うことを聞いてください。

心にとって、これは馬鹿げているように思えるかもしれません。今日やろうとしていることを昨日やったと、心はわかっています。しかし、体は今日のあなたが違うと敏感に気づきます。体は一瞬一瞬で、少しずつさまざまに変わるのです。

*体が感じていることを心が記録できるくらい長く、それぞれのストレッチで間をおきましょう。*

## practice makes progress 実践すれば進歩する

あなたは日課を実践するたびに進歩し、前向きに変化しています。毎回それを感じたり見たりしなくても心配しないで。ときには、まったく進歩していないか、かえって退歩しているように感じるかもしれません。でも決して「後ろに」行くことはないと信じてください。心はそう考えるかもしれませんが、魂がつねに前進させてくれるのです。

ヨーガで大事なのは、自分にできることとできないことについての先入観から心を解放することです。そうすれば、今現在をもっと自由に生きることができます。私たちは過去の思考に束縛されがちです。あなたがほんのちょっと前にした最後の呼吸も過去であることを、きちんと認識しましょう。

新しい呼吸は新しい瞬間。一瞬一瞬が新たな可能性を開いてくれます。

ヨーガで体をストレッチするとき、心もしなやかになります。新しい考えを試すとき、自分の経験が究極の先生になるのです。

## keeping a journal 日記をつける

日課を記録するための日記をつけるといいかもしれません。ヨーガを実践することによって、人は感情の解放を経験することがあります。ポーズが体の緊張を解き放つのと同じように、感情の緊張も消える可能性があるのです。この解放によって、体と心のバランスがとれます。

ヨーガのおかげで私たちには3つの主要部分があることを理解できます。それは身体（ボディ）、心（マインド）、そして魂（スピリット）です。ヨーガがバランスをもたらすとき、体のあらゆる部分の変化を感じるでしょう。

---

*ヨーガはつらいものであってはいけません……気楽にやりましょう。体が目覚めたばかりであることを忘れないで！*

ヨーガを実践していると、体の片側は反対側と生まれつき違うことがわかります。これは誰にでも言えることですから、心配したり「変だ」と感じたりしないこと。それぞれの側には違う器官と経路と系があります。体の両側で行うストレッチは、左右でかなり違って感じられことが多いのです。

ポーズに入るのにもポーズを解くのにも時間をかけましょう。ヨーガのポーズはポーズに入るときに始まり、完全にそれを解いたときに終わります。

### points to remember 覚えておくべきポイント

- 自分と自分の目標に合った、続けられる日課をつくりましょう。
- 体は毎日変わります。
- 体にやさしくしましょう。
- 各ポーズは、十分に呼吸するあいだ保ちましょう。
- ポーズとポーズのあいだに少し間をとりましょう。
- ストレッチを始めるのと同じくらい意識して緩めましょう。

小さい仕事に分ければ、とくに難しいことは何もない。

――ヘンリー・フォード

BREATHE

*ストレッチをするのと同じくらい意識的にストレッチを解いてリラックスしましょう。スペクトルの両端を十分に経験してください。*

## beginning with breath 呼吸から始める

目覚めたらまず、少し時間をとって心地よい態勢を整えましょう。そのために体を起こしたり、水を飲んだりする必要があるかもしれませんし、腕を横に下ろして仰向けにくつろぐだけでいい場合もあるでしょう。理想を言うなら、枕なしで横になりましょう。掛布団を掛けたままのほうがよければ、それですべてのストレッチを行ってもかまいません。

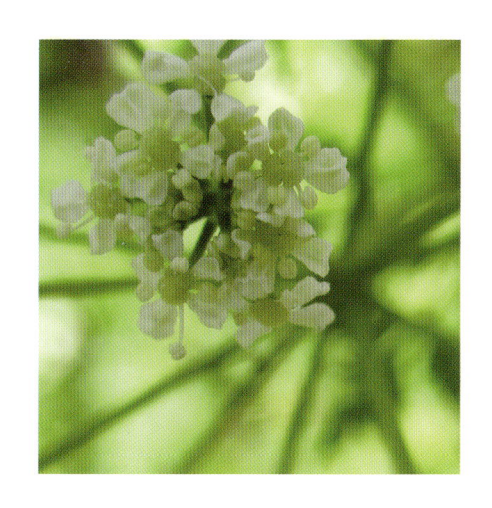

*最初に注意を呼吸に向けます。*
*目を閉じて、呼吸のリズムにしたがって、*
*意識を内側に向けておきましょう。*
*体は目覚めていても、心は静かです。*

右手のひらをおへそに当てます。手の自然な重みを、呼吸の案内役、あるいは受け手にしましょう。息を吸うとき、おなかを手のひらのほうに押すことによって、呼吸を誇張します。おなかをふくらんでいく風船だとイメージします。息を吐くとき、手のひらでそっと押して、息を深く吐くのをサポートします。

この意識的な呼吸を1〜2分間、実践します。

これでストレッチを始める準備ができました。

## your first stretches 最初のストレッチ

目覚めの最初の瞬間に、ストレッチすると体がどう感じるかを味わいましょう。

まず、手の指と足の指を回してほぐします。

ストレッチが手首と足首に広がるのを感じてください。

手首と足首を2～3回曲げてから、両方とも時計回りと反時計回りに回します。

次に息を吸いながら、頭の上で両手の指をしっかり組み合わせ、手のひらを後ろの壁に向かって押しやります。

息を吐きながら、ストレッチを解きましょう。

ここで、ゆっくり体を横に向けます。

前腕と手を使って体を起こし、すわります。

31

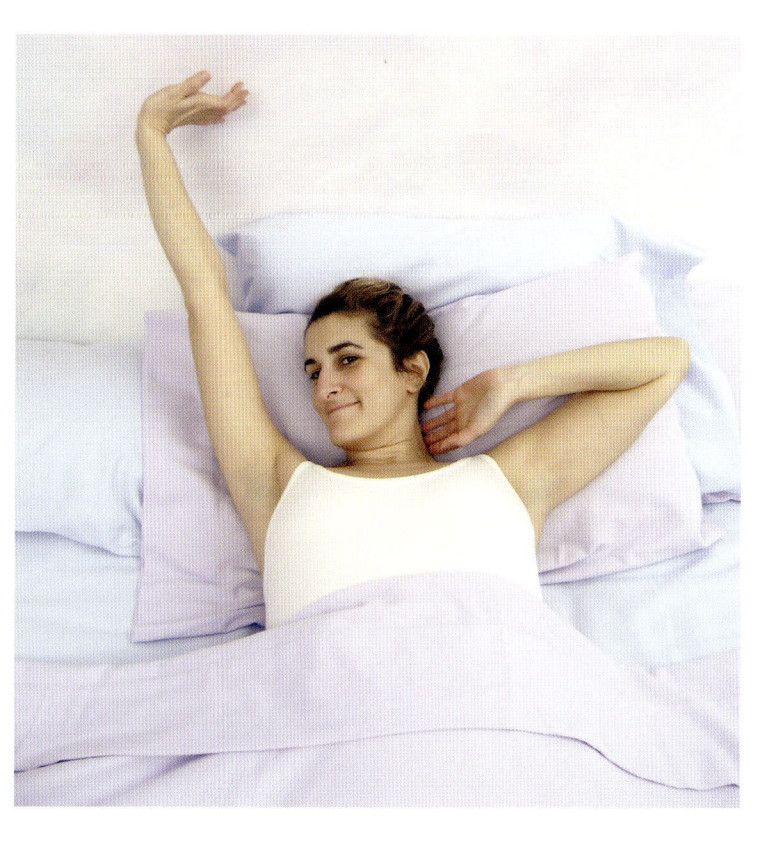

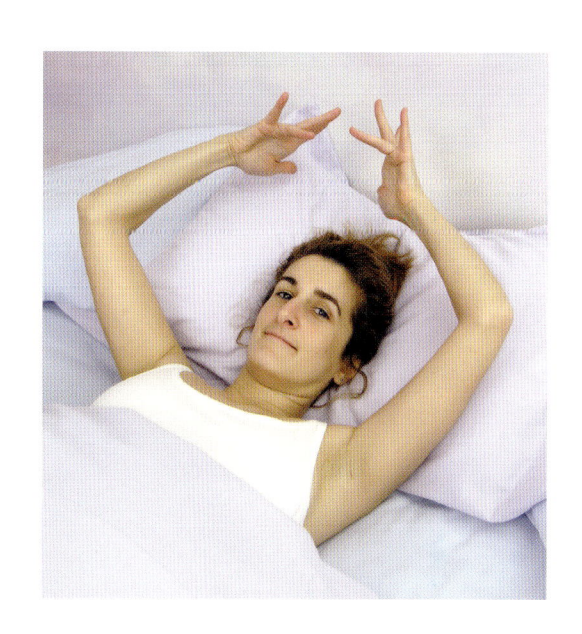

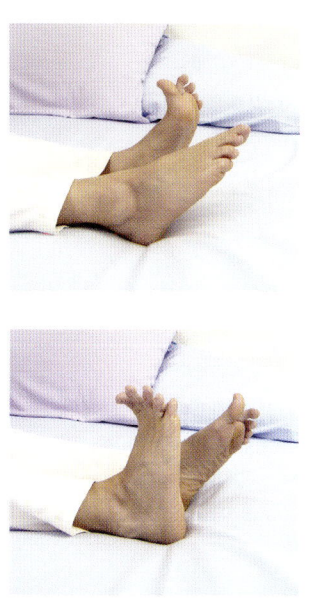

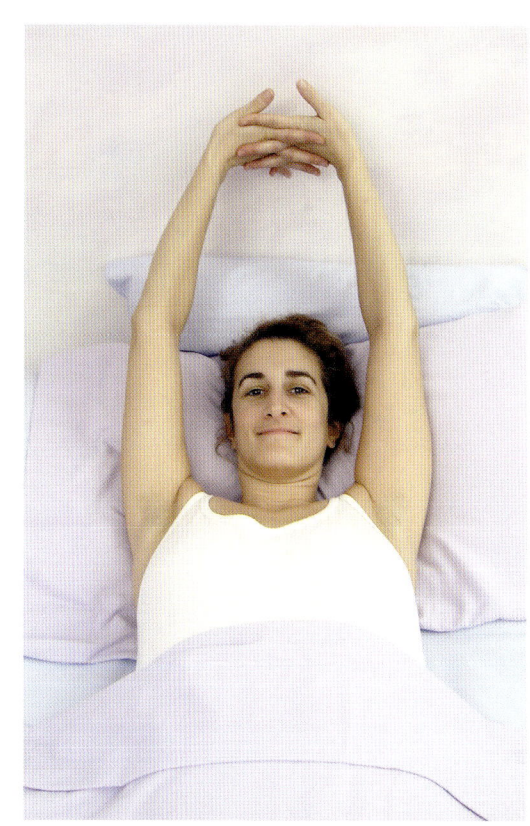

## neck and shoulder stretches 首と肩のストレッチ

まず、息を吐きながら右を向き、息を吸いながらまっすぐにもどし、息を吐きながら左を向きます。2～3回繰り返します。

次に、息を吐きながら胸を見下ろし、ちょっと休んで、あごを胸に押しつけます。

息を吸いながら上に伸びて、天井を見ます。繰り返しましょう。

息を吐きながら右耳を右肩のほうに寄せます。休みます。次に息を吸いながら、上に伸びて頭をまっすぐにもどし、息を吐きながら左に伸びます。好きなだけ繰り返しましょう。

息を吸いながら右肩を耳のほうに上げ、息を吐きながらもどします。
反対側で繰り返します。息を吸いながら両肩を上げます。間をおいて、息を吸ったまま止めます。

息を吐き、完全にストレッチを解きましょう。

33

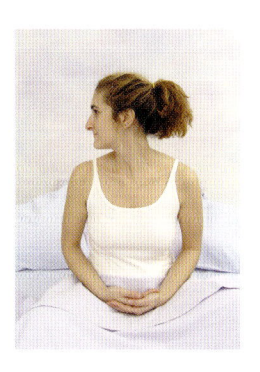

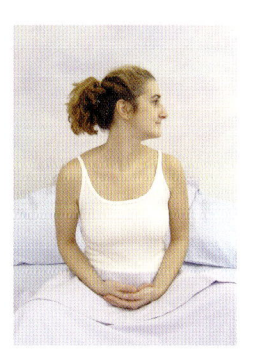

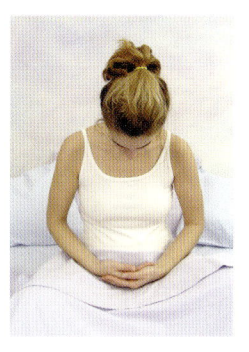

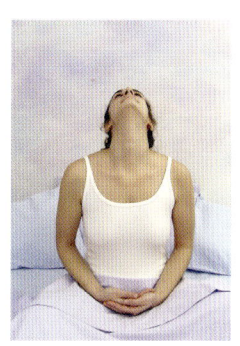

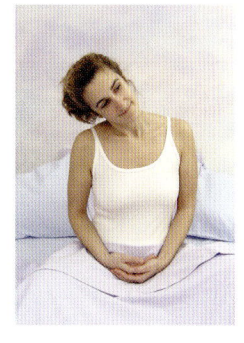

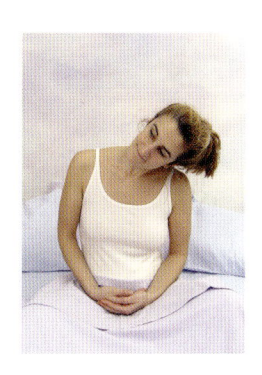

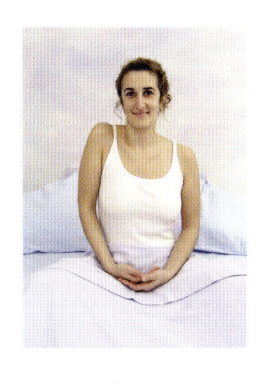

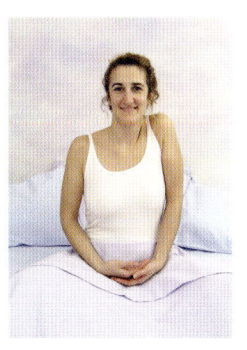

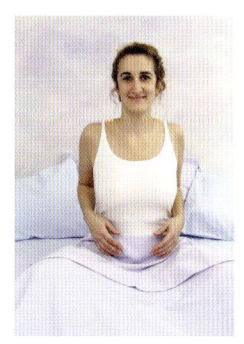

## upper body stretch 上半身のストレッチ

息を吸いながら両腕を上げて、頭の上で両手を組み合わせ、手のひらを天井に向かって押し上げます。

指を組み合わせたまま肘を曲げ、両腕を頭の後ろに下ろします。頭を手のひらへと倒し、胸いっぱいに息を吸い込みます。両肘を後ろに引きます。

息を吐きながら両肘を引き寄せ、あごを胸に押しつけます。数回繰り返します。

背筋を伸ばした姿勢から、息を吐くたびに左か右の肘を下げます。息を吸いながら上げ、息を吐きながら下ろします。

まっすぐ前を向いた姿勢から、ゆっくり左右に体をひねります。息を吐きながらひねり、息を吸いながら前にもどります。

これで日課のポーズを始める準備ができました。

ゆっくりベッドの上に横になって、ゆったりした姿勢をとりましょう。

35

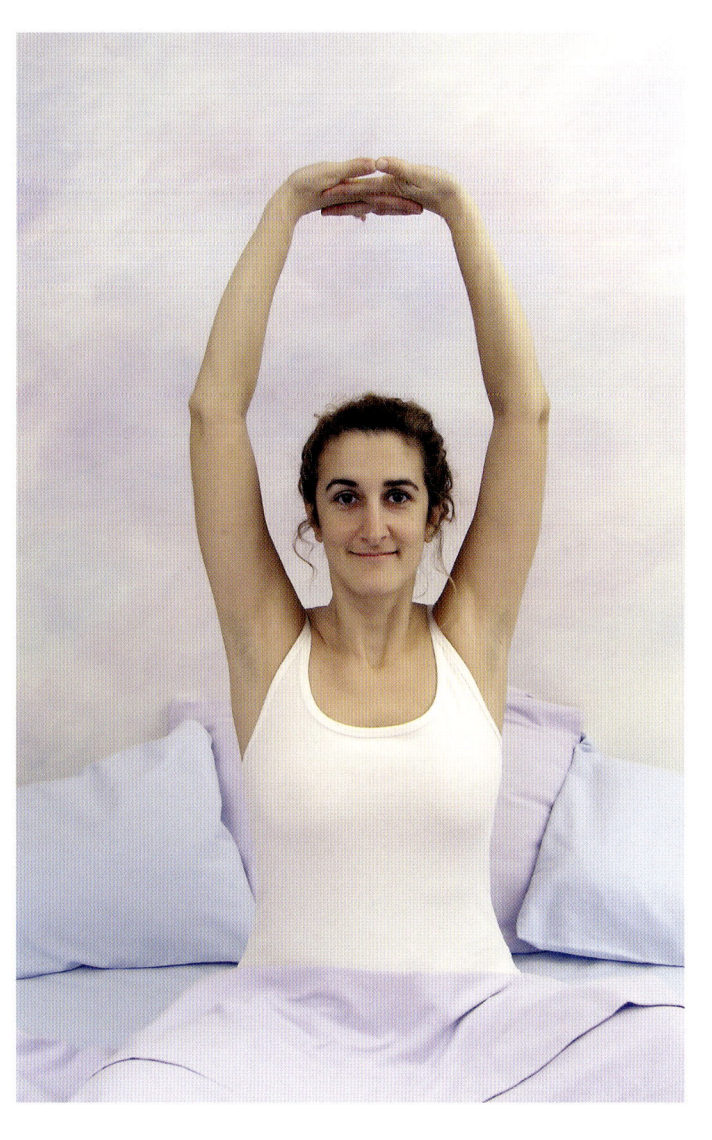

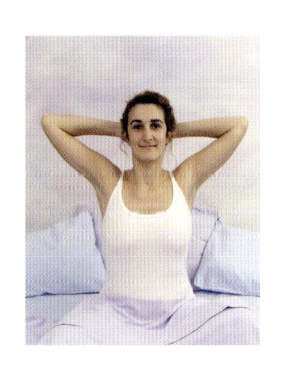

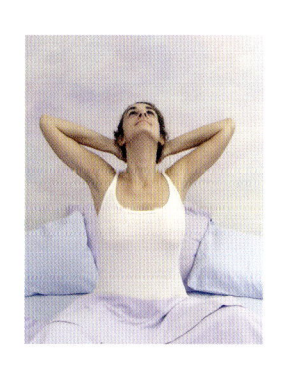

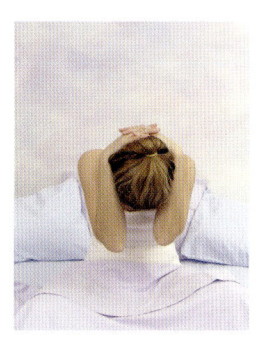

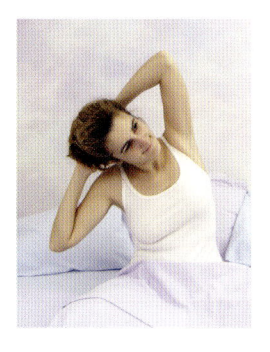

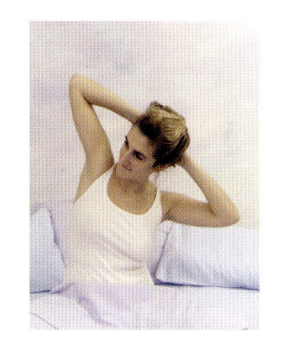

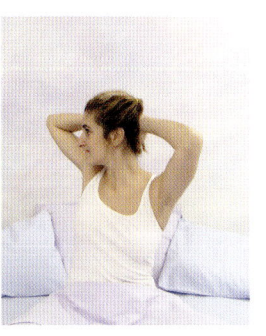

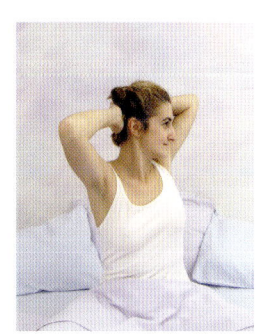

## reverse child 赤ちゃんのポーズ

両膝を胸に引き寄せ、両腕で膝頭の下を抱えこみます。

左右の肩甲骨を寄せてベッドに押しつけ、胸を開きます。

この姿勢のまま2〜3回呼吸し、息を吐くと、膝が胸のほうに少し緩むかどうかを確認しましょう。

脚を伸ばして下ろし、ポーズを解きます。少し休みます。

バリエーション1：左右にゆっくり揺れましょう。膝を左側に落とし、次に右側に落とします。膝と反対の方向を見て、十分に体をひねります。

バリエーション2：両膝を一緒にゆっくり回し、次に反対周りに回します。回すたびに回転を少し大きくします。

37

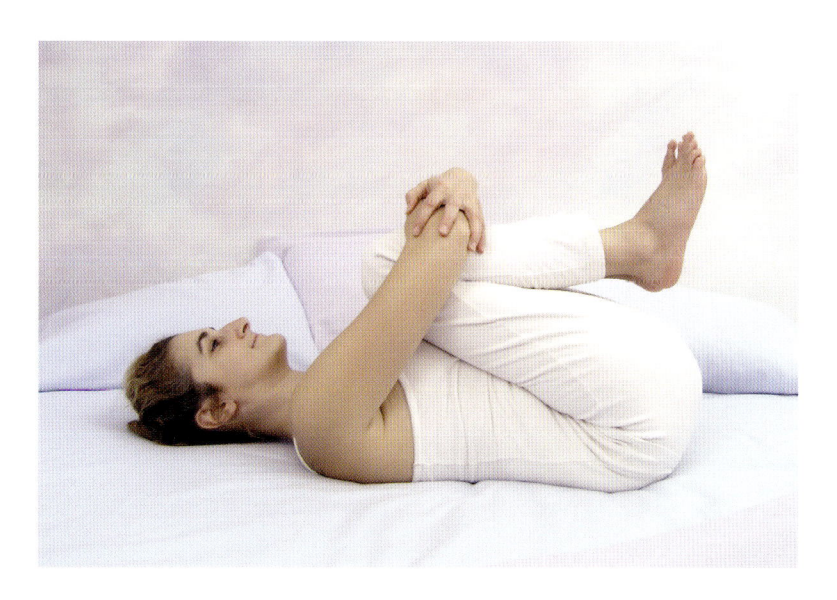

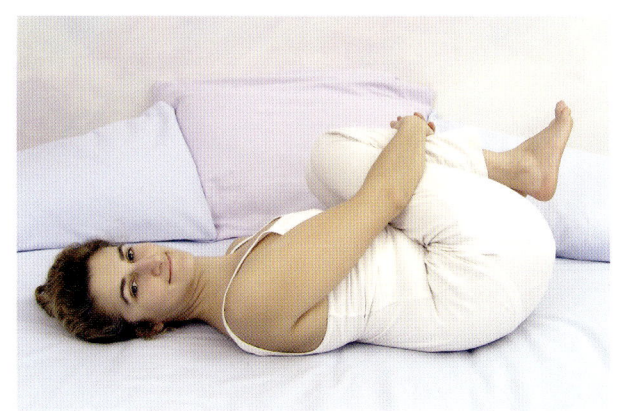

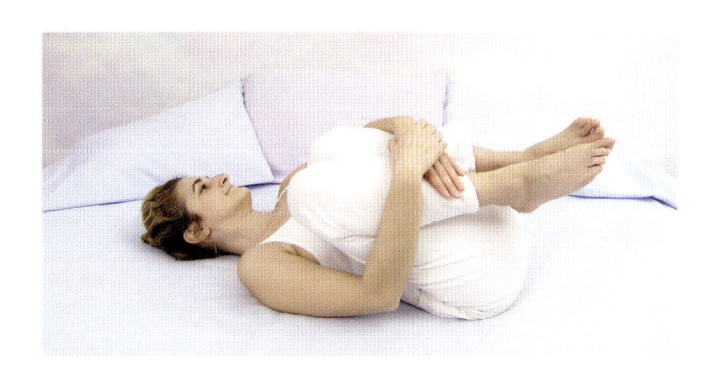

## leg stretch (also known as 'wind-relieving')
脚のストレッチ（「ガス抜きのポーズ」）

両足のかかと押し出し、左脚を伸ばしたまま、右膝を胸に引き寄せます。

前の赤ちゃんのポーズと同じように、息を吐くたびに、膝を胸のほうに引き寄せるための空間ができます。

左右の肩甲骨を引き寄せる気持ちで。
あごは軽く引いておきます。

少し休み、反対側で繰り返します。
脚を下ろし、少し休みます。

バリエーション：伸ばしたほうの脚を少しベッドから上にもち上げて、もっと深くストレッチしましょう。伸ばした脚の腰からかかとを押し出します。

39

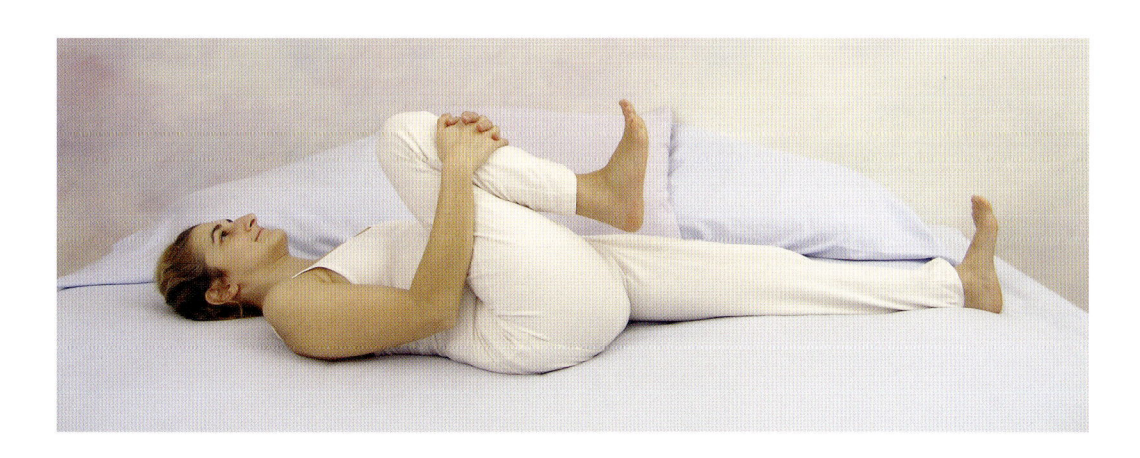

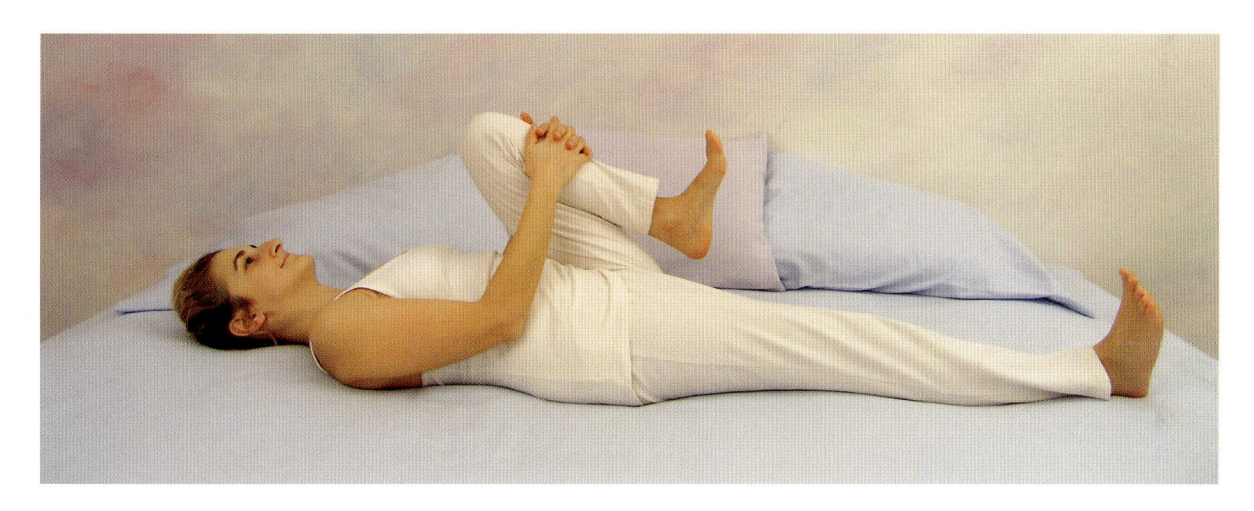

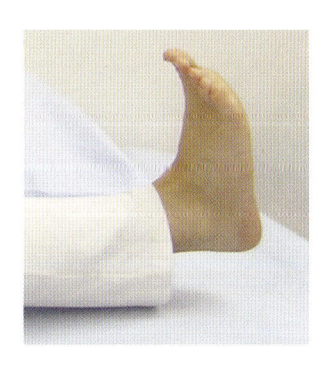

## single knee down twist 片膝を下ろすねじりのポーズ

左脚を伸ばしたまま、右膝を曲げて、右足を左脚の内側につけます。両腕はベッドの上で楽に横に伸ばしておきます。右膝を左側に傾けます。腰をベッドから離して体をねじります。右を見ます。そのままの姿勢で、２～３回呼吸します。

膝を落とせば落とすほど、右肩がもち上がるのがわかるでしょう。膝をベッドに向かって押したり、肩を後ろに引いたり、ゆっくり規則的に繰り返します。

右のポーズを解き、左脚で反対側のストレッチに入ります。右脚をまっすぐ伸ばし、左膝を曲げて、右脚の向こう側に伸ばします。反対側を見ます。ポーズを解いて、少し休みます。

バリエーション１：右膝を左に落としているとき、右腕を胴のほうに引き寄せ、腰の上、左腕の上を通って頭の上にもっていき、一回転させます。繰り返してから、反対向きになります。

バリエーション２：片脚を伸ばしたまま、反対の脚を曲げて、膝を胸に引き寄せ、膝を２～３回ずつ両方向に回します。回転の大きさは好みでかまいません。反対側で繰り返します。少し休みます。

*この運動では体を柔らかくして、時間をかけて今朝の自分にちょうどいいストレッチを探しましょう。*

41

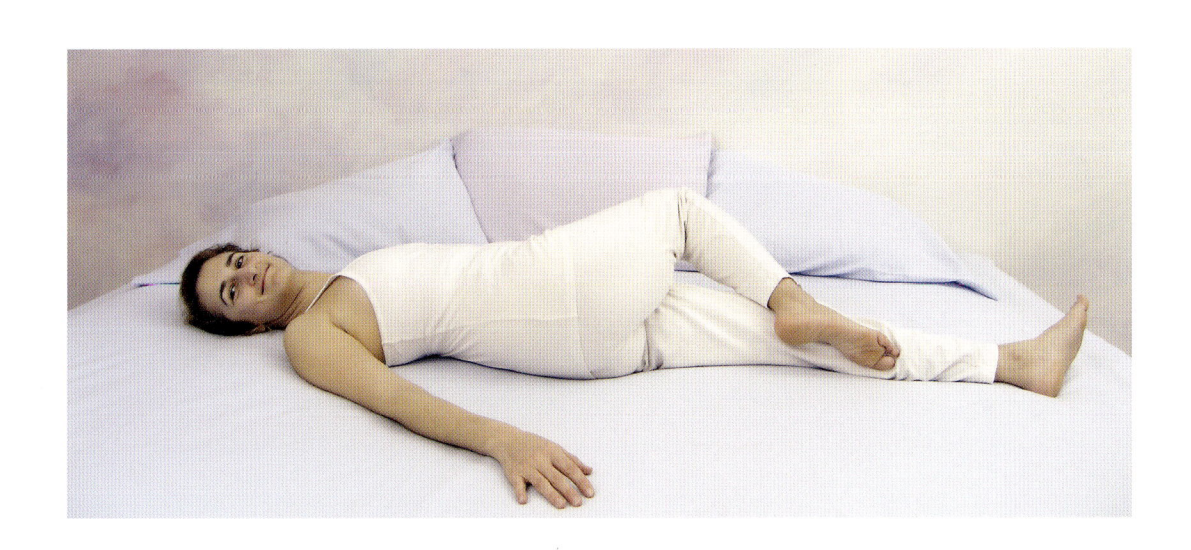

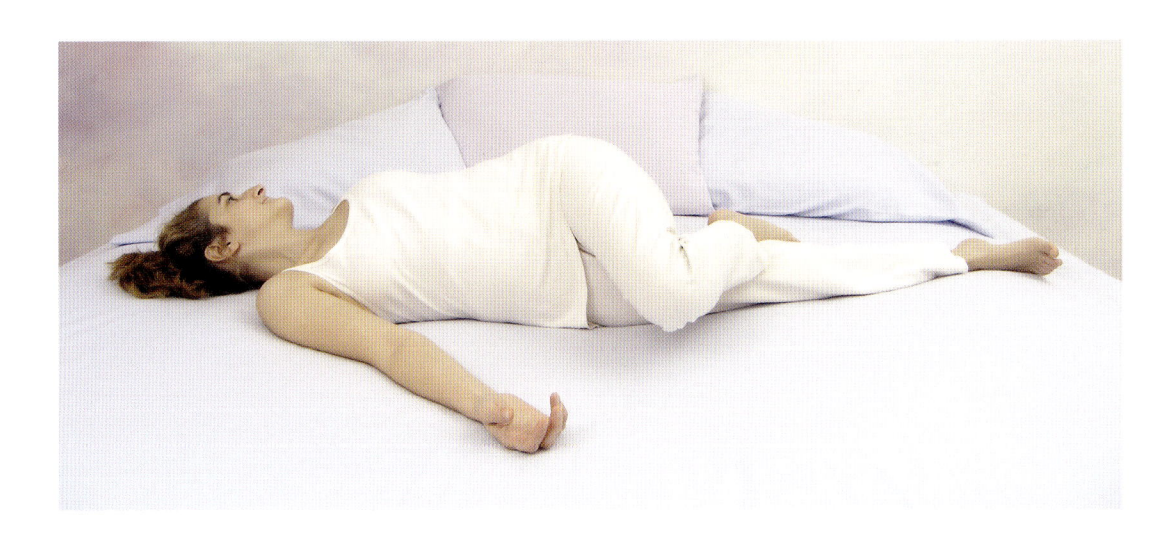

## bridge 橋のポーズ

両膝を曲げ、かかとを膝の真下で腰幅より少し広く開きます。息を吸いながら、尾てい骨をベッドからもち上げ、背中の上部をベッドに押しつけます。息を吐きながら、ゆっくり骨盤を前方に下げます。繰り返します。これを骨盤傾斜運動といいます。

繰り返すたびに、背骨をもち上げる高さを少しずつ上げます。

数回繰り返したあと、もち上げた姿勢を保ち、太ももの上部を天井に向けてもち上げます。肩甲骨をさらに引き寄せ、そのままの姿勢で呼吸します。目を閉じて、自分の体が橋だとイメージしましょう。

肩をもどしてからゆっくり背骨を下ろして、静かにポーズを解きます。尾てい骨がベッドについたら、足を少しずつ前に出し、完全にポーズを解きます。深呼吸して少し休みましょう。

膝を胸に引き寄せて、赤ちゃんのポーズを繰り返して、ストレッチを緩めます。少し休みましょう。

ゆっくり転がって、腹ばいになります。

43

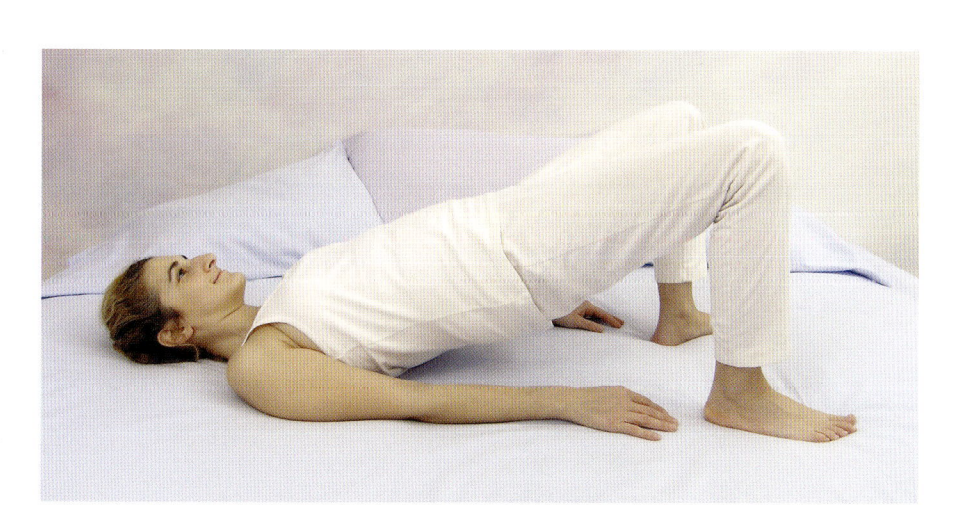

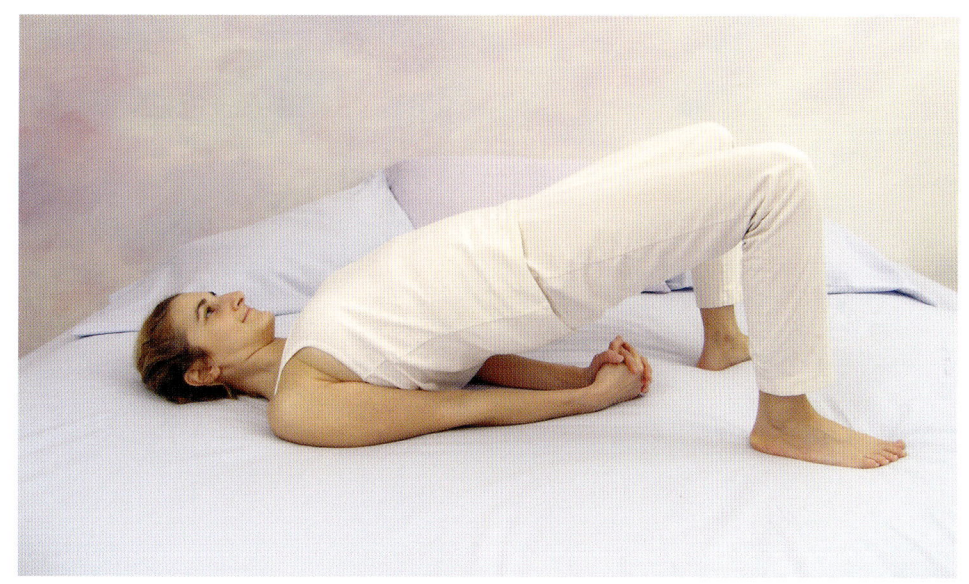

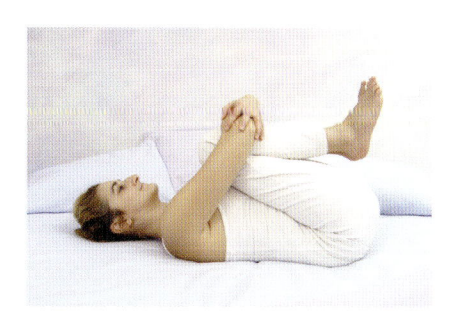

## cobra コブラのポーズ

うつぶせになって足を閉じ、両手のひらを胸のあたりに置き、肘を体にしっかりつけます。

時間をかけておなかに息を吸い込み、おなかがベッドに押しつけられるのを感じます。

息を吸いながら手のひらを押し、頭と胸をベッドから数センチもち上げます。息を吐きながら額をゆっくりベッドの上にもどします。2回繰り返します。そのたびに体を少し高くもち上げます。

コブラのポーズを保ったまま2〜3回呼吸するのがいいかもしれません。頭のてっぺんを引っ張られるように、そして胸骨や胸を引き上げられるように、体を押し上げます。ゆっくり額をベッドにつけ、両腕を脇に置きます。少し休みましょう。

膝を曲げ、両足を左右に動かします。これは脚の「ワイパー」と呼ばれる動きで、背骨をほぐすのに役立ちます。

バリエーション：前腕をベッドにつけたまま、ゆっくり体をもち上げます。これはスフィンクスのポーズと呼ばれています。ゆっくりポーズを解くか、繰り返して、少し休みます。

*いかに呼吸がストレッチをサポートするかを感じるようになることが大切です。*

45

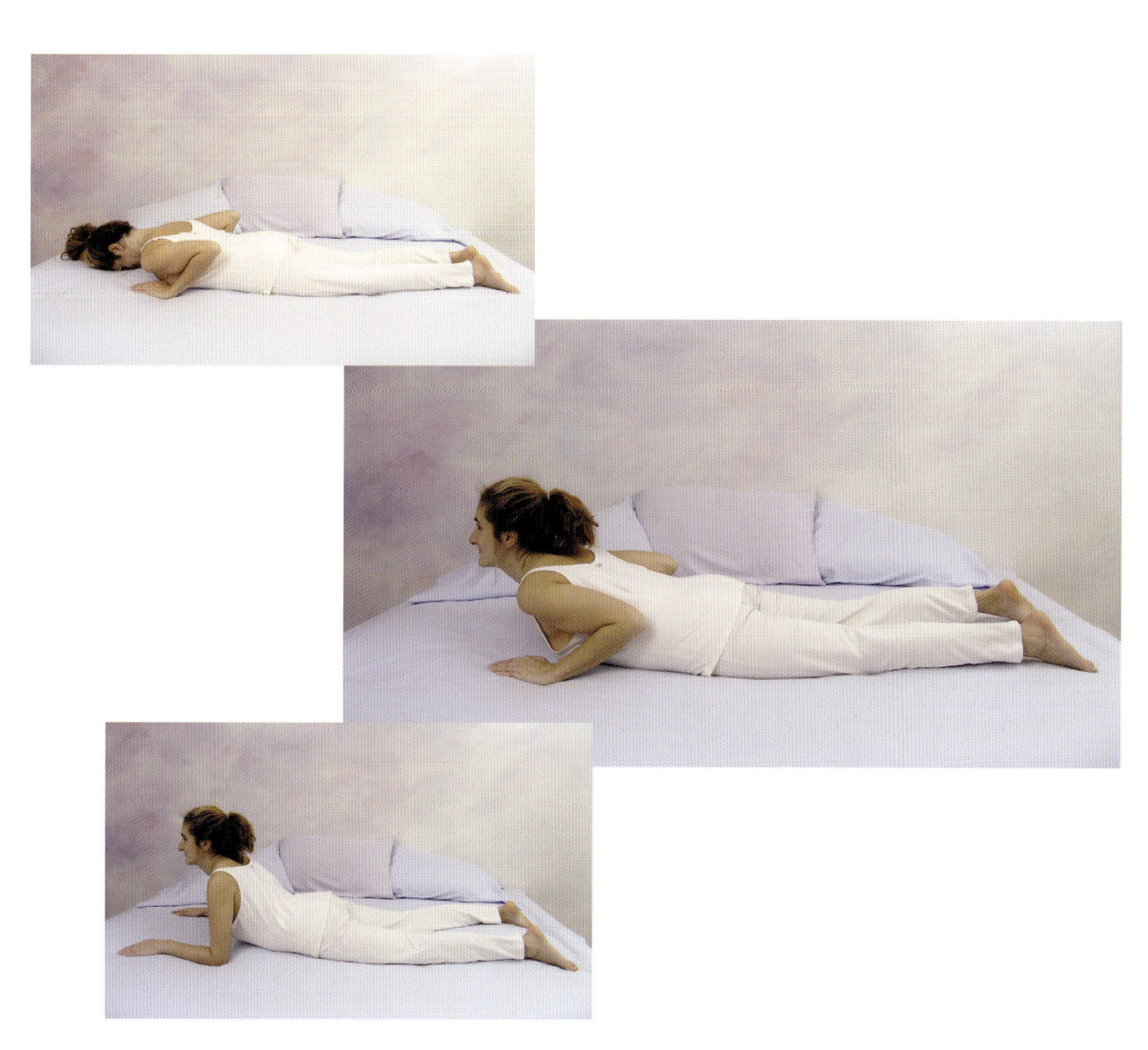

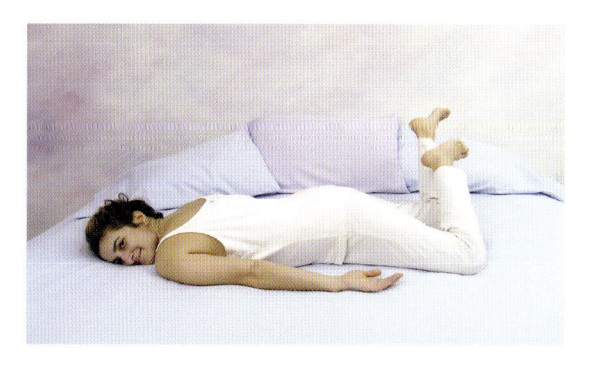

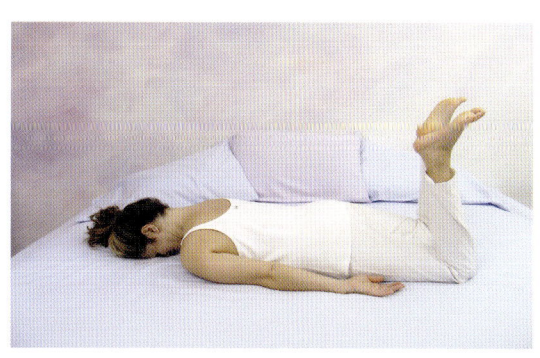

**table** テーブルのポーズ

両手を胸の下に入れ、手のひらを押し、体をもち上げて四つんばいになります。手首が肩の下、膝が腰の下になるようにしましょう。

**cat and dog** 猫と犬のポーズ

テーブルのポーズから、息を吸います。犬のように頭と尾てい骨を上げ、背骨をそらせます。

息を吐きながら、尾てい骨と頭を下げ、あごを胸につけます。

背骨を天井に向けてアーチ状に曲げ、猫のポーズでストレッチします。

呼吸に合わせて、好きなだけ繰り返します。少し休みましょう。

47

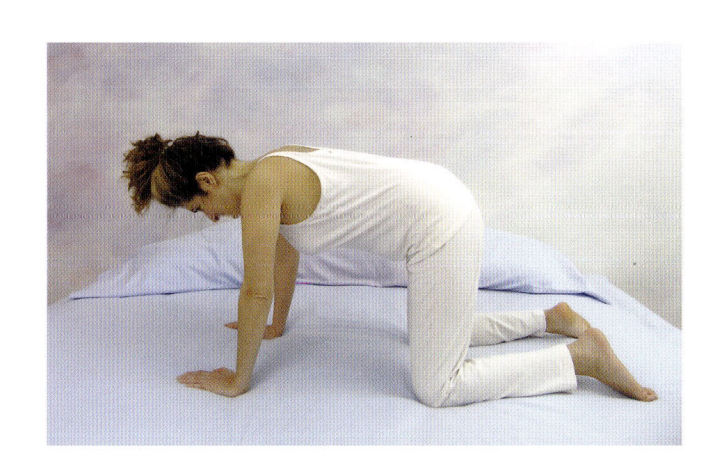

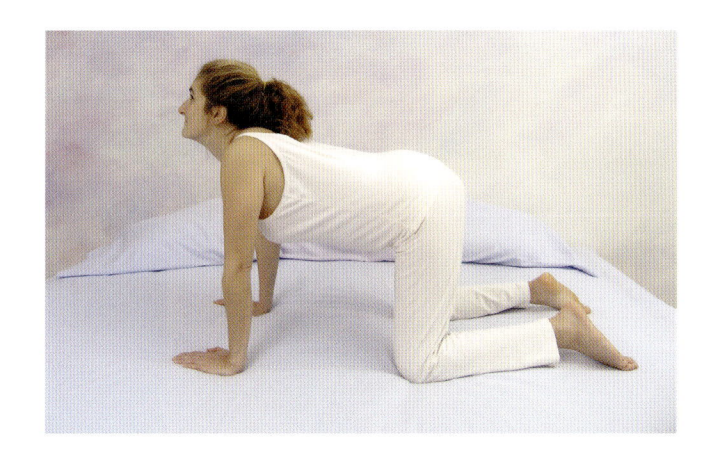

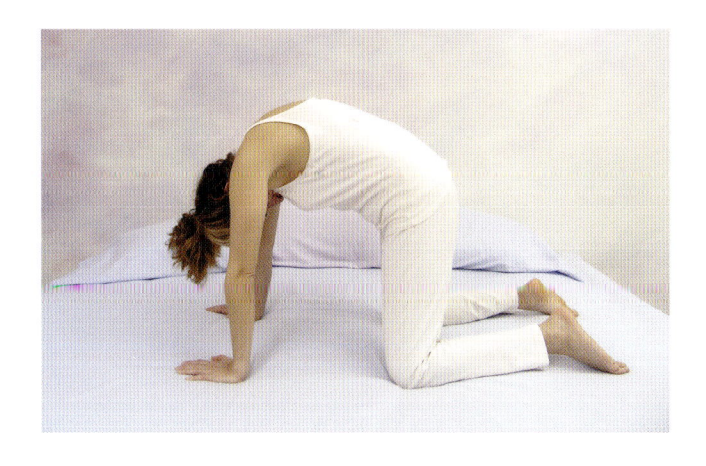

STRETCH

## child 子どものポーズ

まず、そのまま正座するか、おしりの下に枕か毛布をはさんで正座します。

息を吐きながら、腰で体を前に折り、ももの上に体をかがめます。額をベッドに近づけながら、両腕を体の横に下ろします。額の下に枕を置いてもかまいません。尾てい骨を緩めて、息を吐くたびに背骨が伸びるのを感じてください。

しばらくそのままの姿勢で呼吸します。息を吐きながら起き上がってポーズを解きます。

## puppy 子犬のポーズ

テーブルのポーズから、両手を少しずつ前に進め、息を吐きながら胸をベッドにつけます。しばらくそのままの姿勢で呼吸し、息を吐くたびに肩と胸と背骨をさらに緩めます。

息を吸いながら体を起こしてポーズを解きます。少し休みましょう。

49

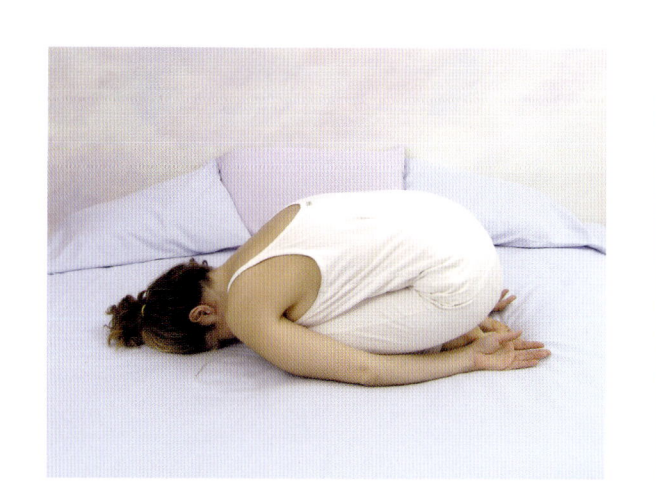

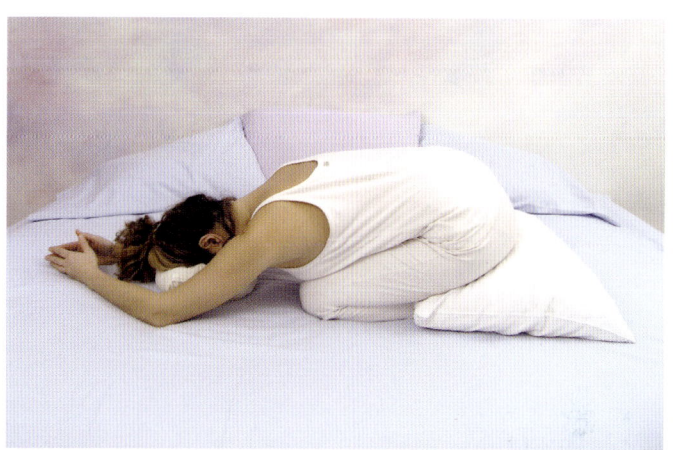

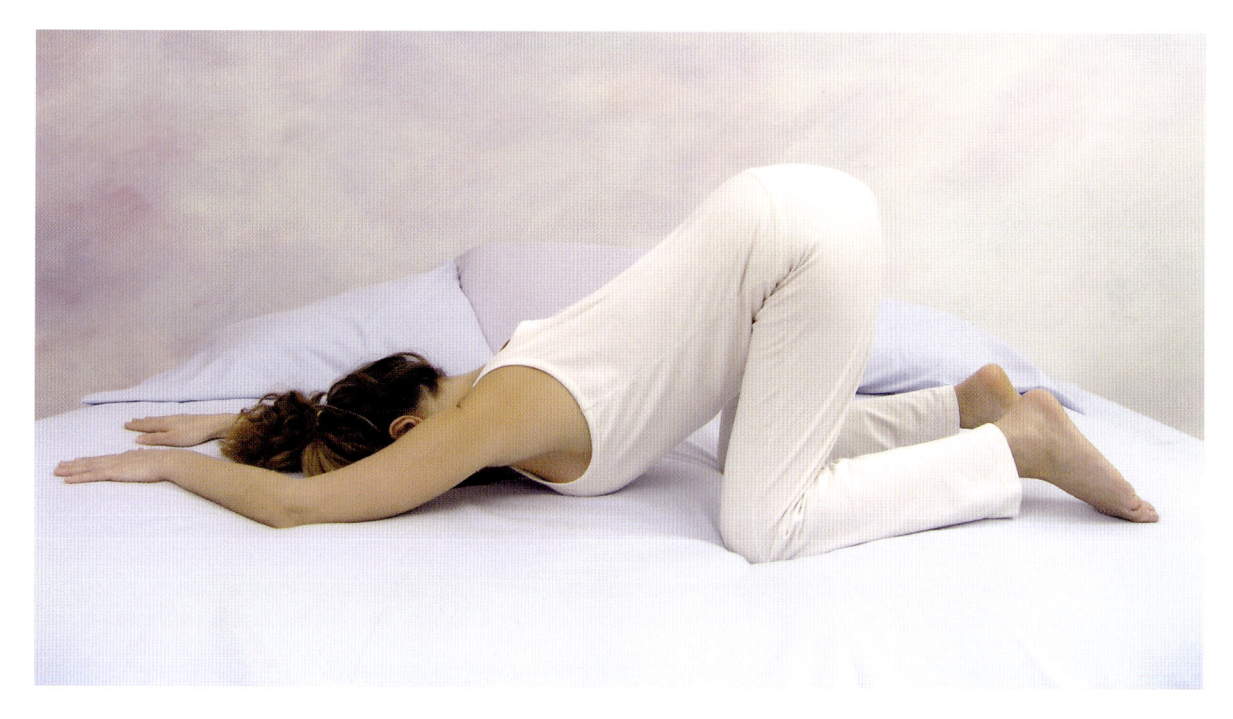

## yoga mudra (also known as 'the symbol of Yoga')
ヨーガ・ムドラー（「ヨーガのしるし」）

そのままか枕をはさんで正座し、息を吸いながら、腕を前に肩の高さまで上げます。息を吐きながら腕を背の後ろに回し、両手を組み合わせます。

胸と胸骨を開きながら、指関節または握りこぶしをベッドのほうに押し下げます。左右の肩甲骨を後ろで引き寄せます。

息を吐きながら体を前に倒し、額をベッドに近づけます。

ゆっくり息を吸いながら、両腕を天井に向けて上げるか、尾てい骨の上に置きます。

呼吸します。ゆっくりポーズを解いて、少し休みましょう。

バリエーション：尾てい骨をかかとからもち上げ、頭頂部をベッドにつけます。体重は膝にかけたままにします。

*両手がつかない場合、スカーフかネクタイを握って使いましょう。*

51

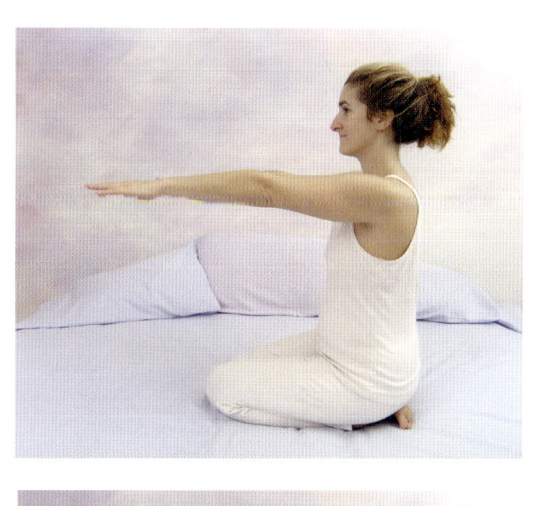

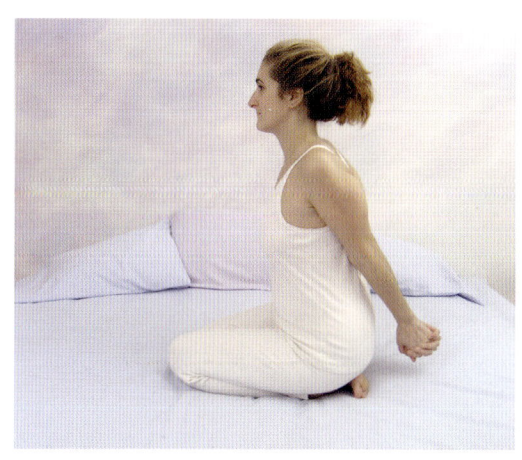

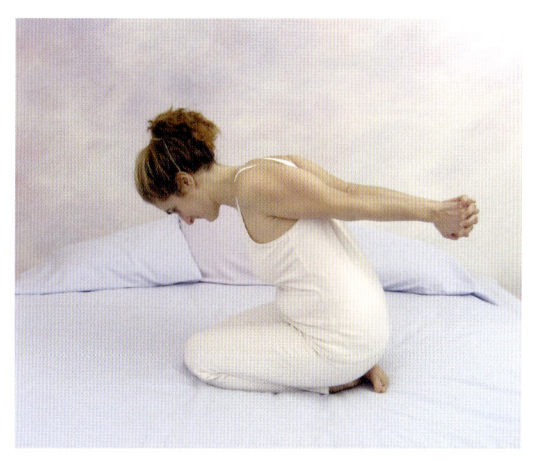

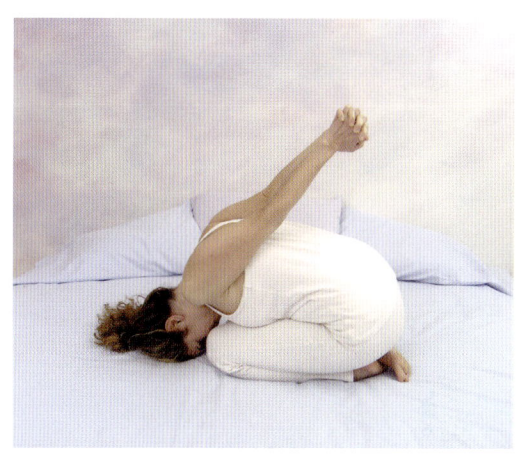

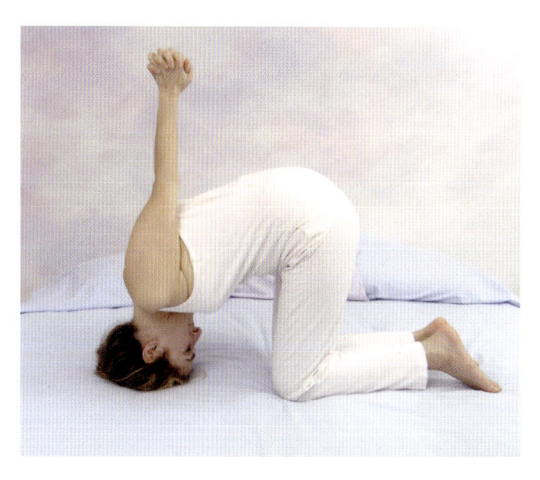

STRETCH

## spinal twist 背骨のねじり

脚を前に出してすわります。右脚をまっすぐ伸ばします。左脚を曲げて、左足を右脚の向こう側、膝の右側に置きます。

右足のかかとを押し出します。息を吐きながら、左膝を右手で抱えます。息を吸いながら、左腕を前に肩の高さまで上げます。中指を見つめながら、ゆっくり左に体をねじり始めます。息をするたびに背骨をウエストからもち上げながら、左に回転します。

左手のひらをベッドの上の尾てい骨近くに置きます。

そのままの姿勢で、2〜3回呼吸します。

次に息を吸いながら、左手のひらの力をゆっくり抜いていき、腕を体の前にもってきます。反対側で繰り返します。

ゆっくりポーズを解いて、少し休みましょう。

バリエーション：脚を伸ばすのではなく曲げて、体のほうに引き寄せます。

*膝に回す腕がてこと支点になるさまざまな位置を探しましょう。*

*かかとを押し出し、呼吸しながら背骨をウエストからもち上げることを忘れないで。*

53

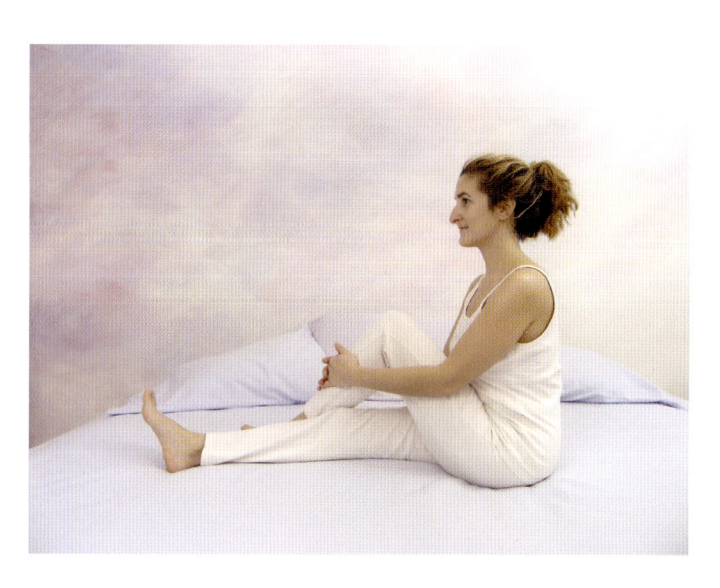

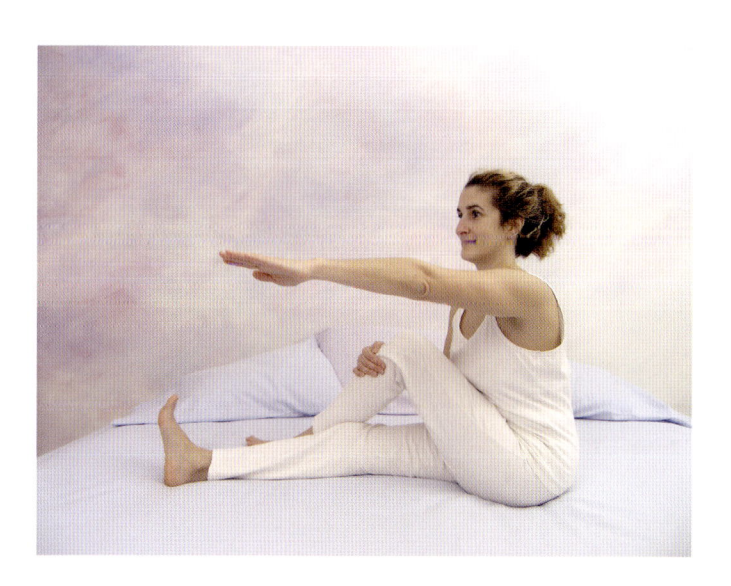

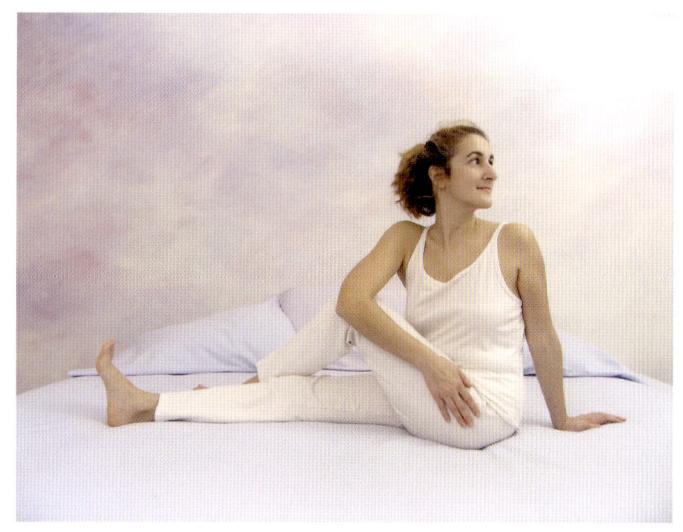

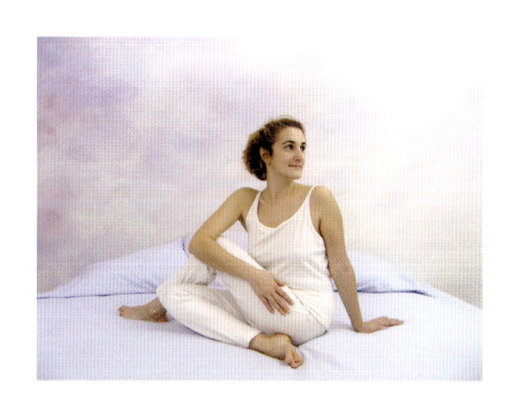

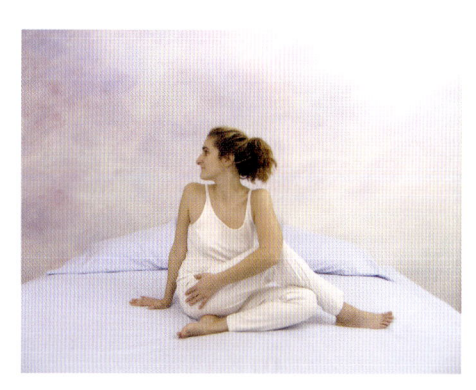

## head to knee 頭を膝へ

すわった姿勢で、左脚を前に伸ばし、右足の裏を左脚または左ももの内側の心地よい場所に当てます。

枕を左膝の下に置くとよいかもしれません。

体重は左右均等にかけます。

背筋をまっすぐにして、背骨をウエストから真上にもち上げます。
息を吸いながら両腕を頭上に上げます。

呼吸しながら、ゆっくり胴体上部を胴体下部にかぶせて伸ばします。
動きはあくまでも穏やかに、息を吐くたびに少しずつ伸ばしましょう。

息を吸いながら体を起こし、繰り返します。反対側で繰り返します。
少し休みましょう。

バリエーション：腕を脇に下ろして、脚に沿って少しずつ前に「歩かせながら」伸ばします。

55

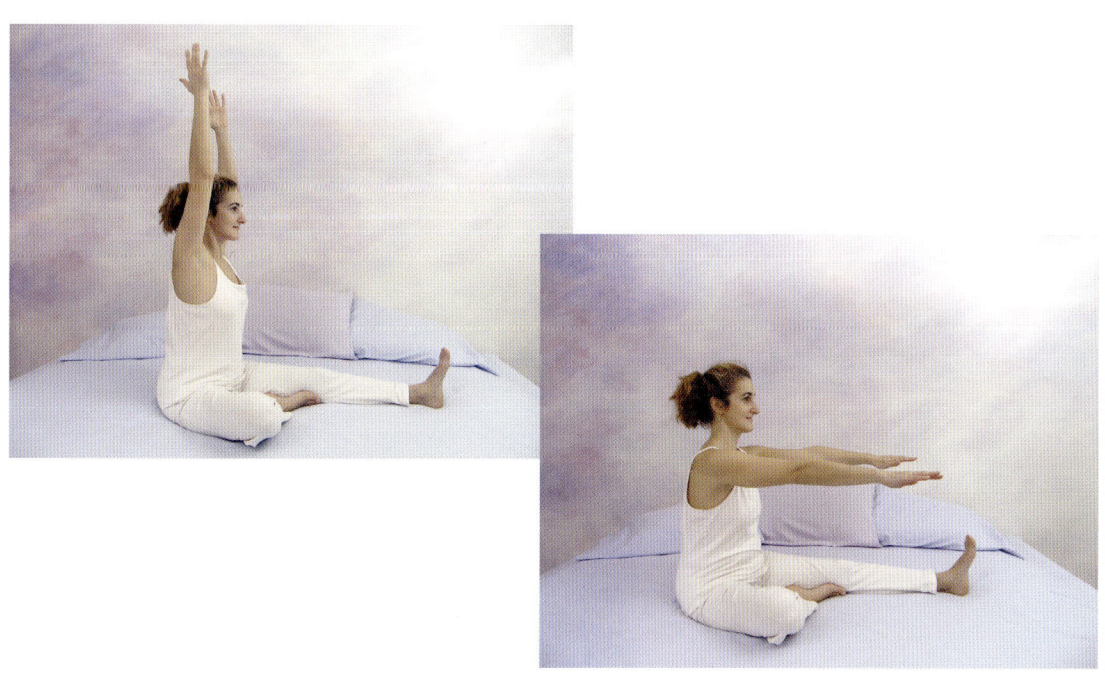

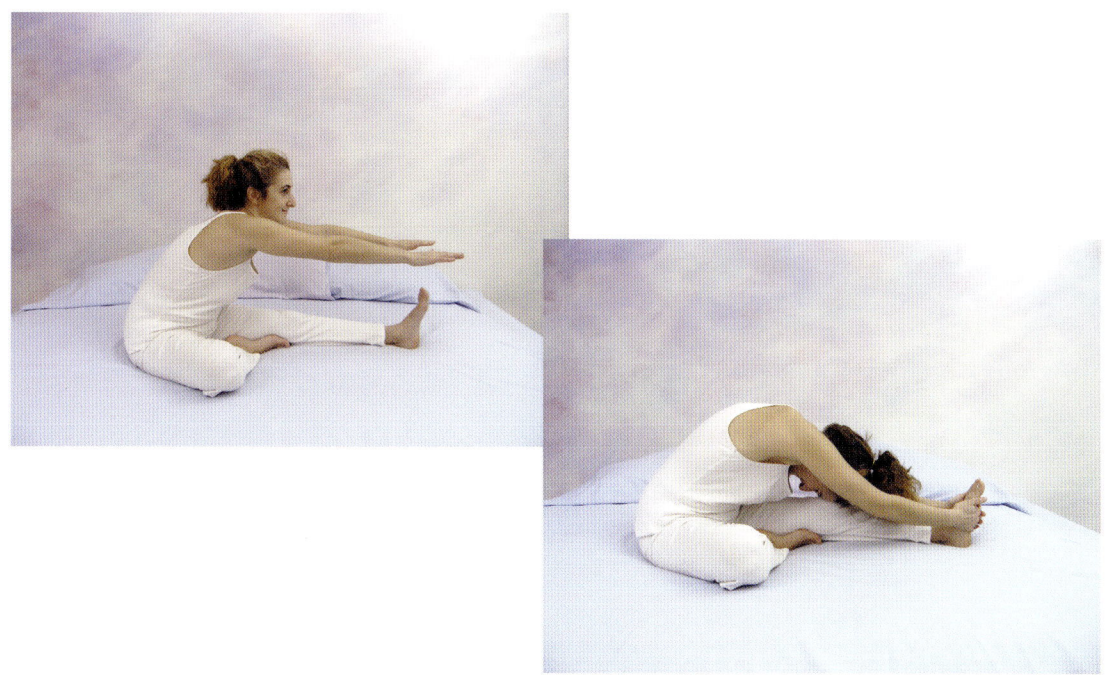

STRETCH

## sun breath 太陽の呼吸

背筋を伸ばして心地よい姿勢ですわり、両腕を脇につけます。

息を吸いながら、ゆっくり両腕を横から頭上へと上げていきます。
手のひらを下に向け、頭上で手の甲を合わせます。

少し休みます。手のひらを返して向き合わせ、そっと指と手のひらを合わせます。

息を吐きながら、ゆっくり両腕を下げていきます。
このとき手のひらは天井を向いています。

ストレッチが楽になるように、呼吸でストレッチを助けましょう。
この呼吸は体のバランスをとり、体内の天と地のエネルギー、あるいは女性と男性のエネルギーを調和させます。

この呼吸を7回繰り返します。呼吸そのものに注意を集中し、毎回呼吸のスピードを落としていきます。

*手のひらを開いて受け入れる状態にします。*
*手のひらはスポンジのようなもの、腕は翼のようなものとイメージしましょう。*

57

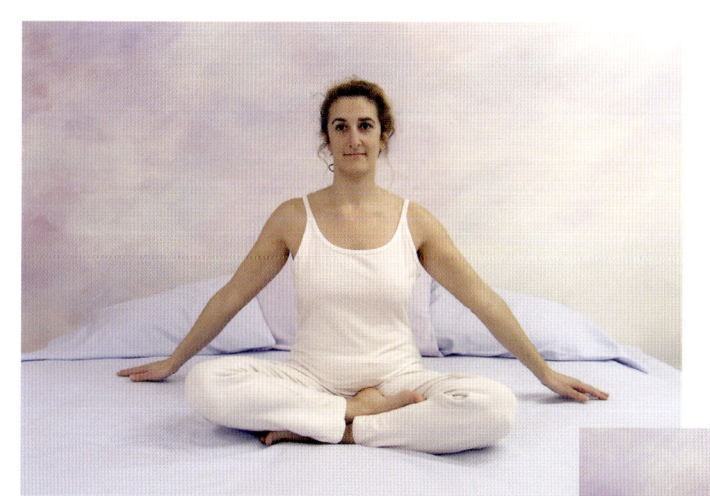

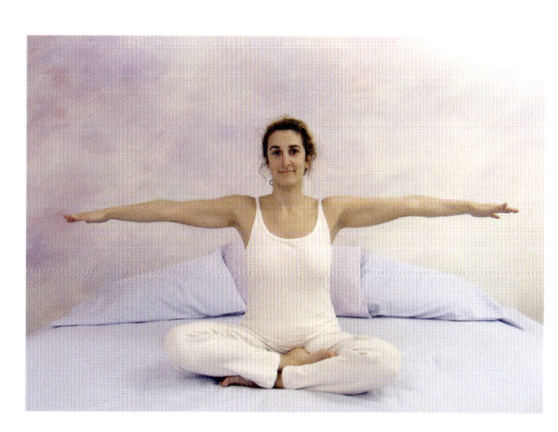

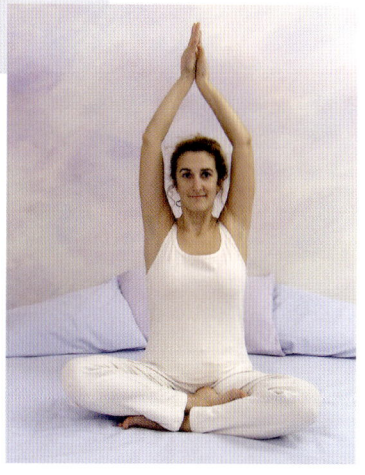

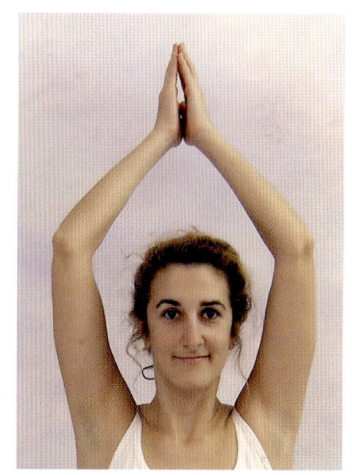

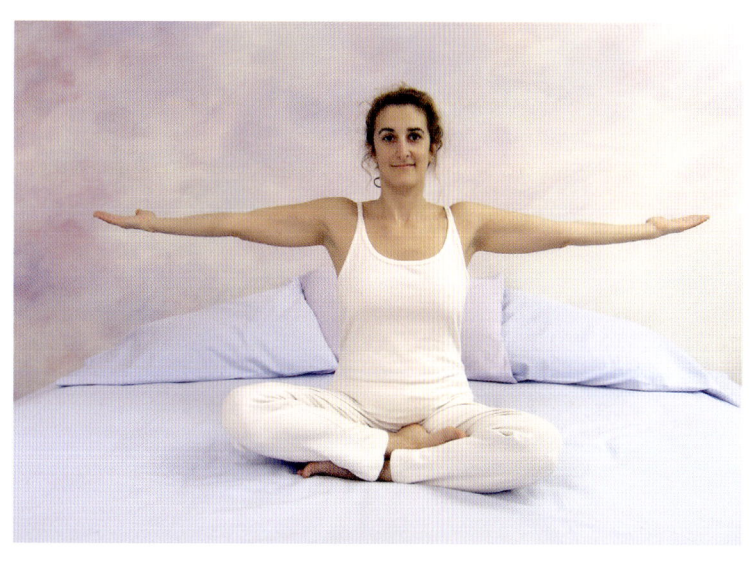

## mountain and half moon 山と半月のポーズ

楽な姿勢ですわり、体重を中心にかけます。

息を吸いながら、手のひらを下に向けて、ゆっくり腕を横に上げていきます。腕が肩の高さまで来たら、そのまま腕を上げながら手のひらを天井に向けます。

頭上で手のひらが合ったら、人差し指を天井に向けて両手を握ります。これが山のポーズです。

そのままの姿勢で3～4回呼吸します。

息を吸うたびに背骨を天井に向けてもち上げます。息を吐きますが、下へ縮まないようにしましょう。背骨のあいだの空間を保ちます。次に息を吐くとき、胴体上部を右に向けて伸ばします。少し休みます。肩の上部を後ろに引いて、胸を開くようにします。

息を吸いながら胴体をまっすぐにします。これが半月のポーズです。

左側でストレッチを繰り返します。指をそっと放して、腕のポーズを解きます。肩の高さに来るまで、手のひらは上に向けておきます。手のひらをベッドのほうに向けて、ポーズを解きます。少し休みましょう。

59

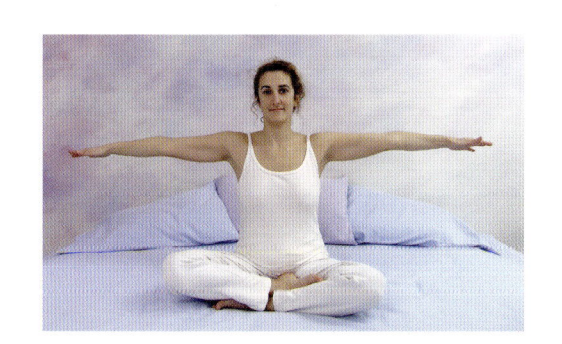

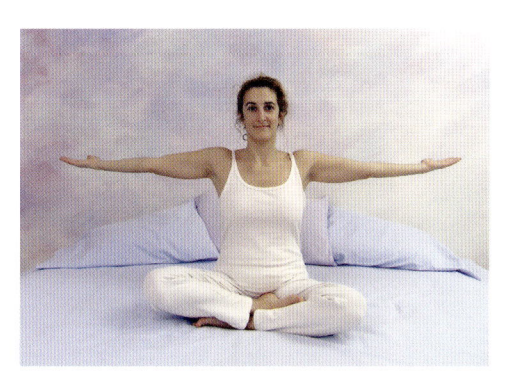

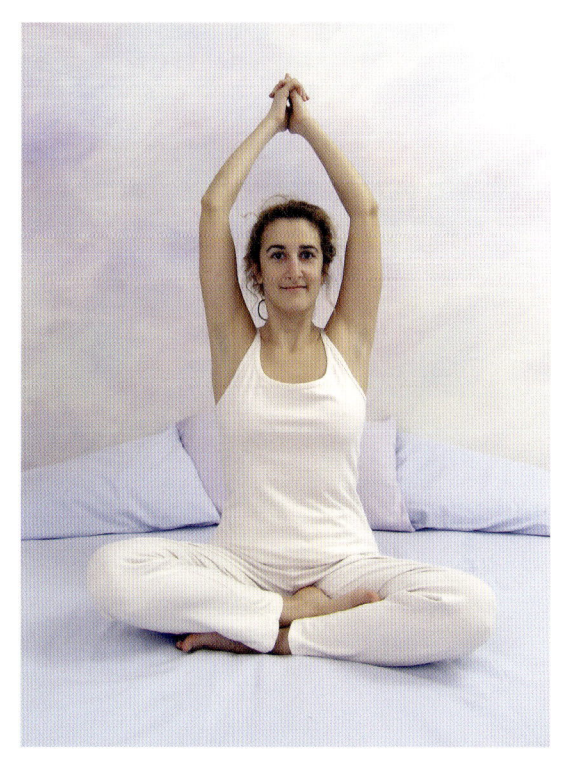

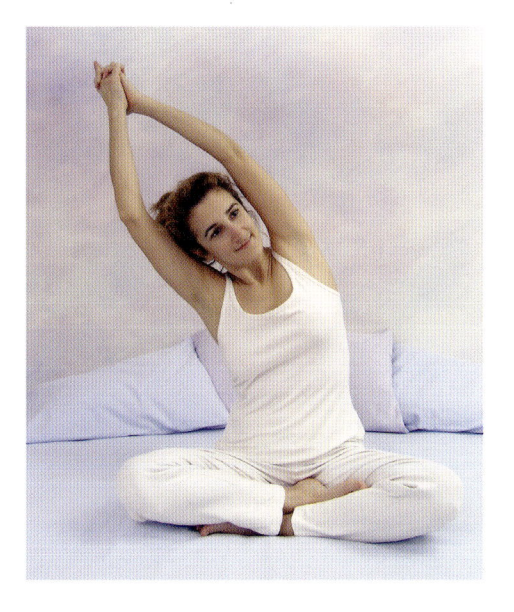

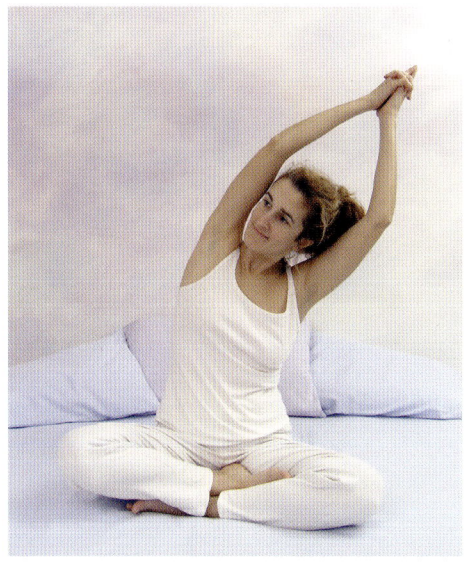

STRETCH

## a closing to your morning session 朝のセッションの結び

動きを止め、目を閉じてリラックスします。典型的な半蓮華座（右ページ）ですわろうかと思うかもしれません——が、心地よいと感じるならどんな姿勢でもかまいません！

自分自身と自分の幸運を認識してから、1日を始めましょう。

あなたの体がどれだけ軽くなり、自由になり、すっきりしたかを感じましょう。

さあ1日の準備が整いました！

あなたの理想的な1日に幸あれ……　一瞬一瞬を楽しんで！

まず必要なことをやって、
次にできることをやりなさい。
そうすればいつの間にか、
不可能と思えたことも
できているでしょう。

——アッシジの聖フランシス

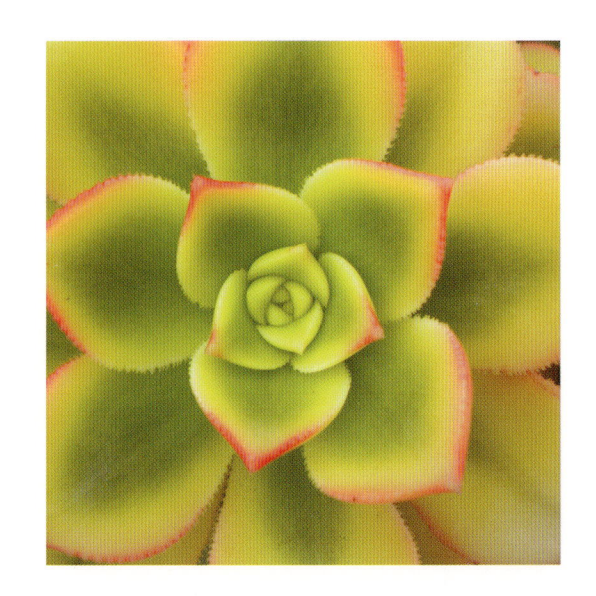

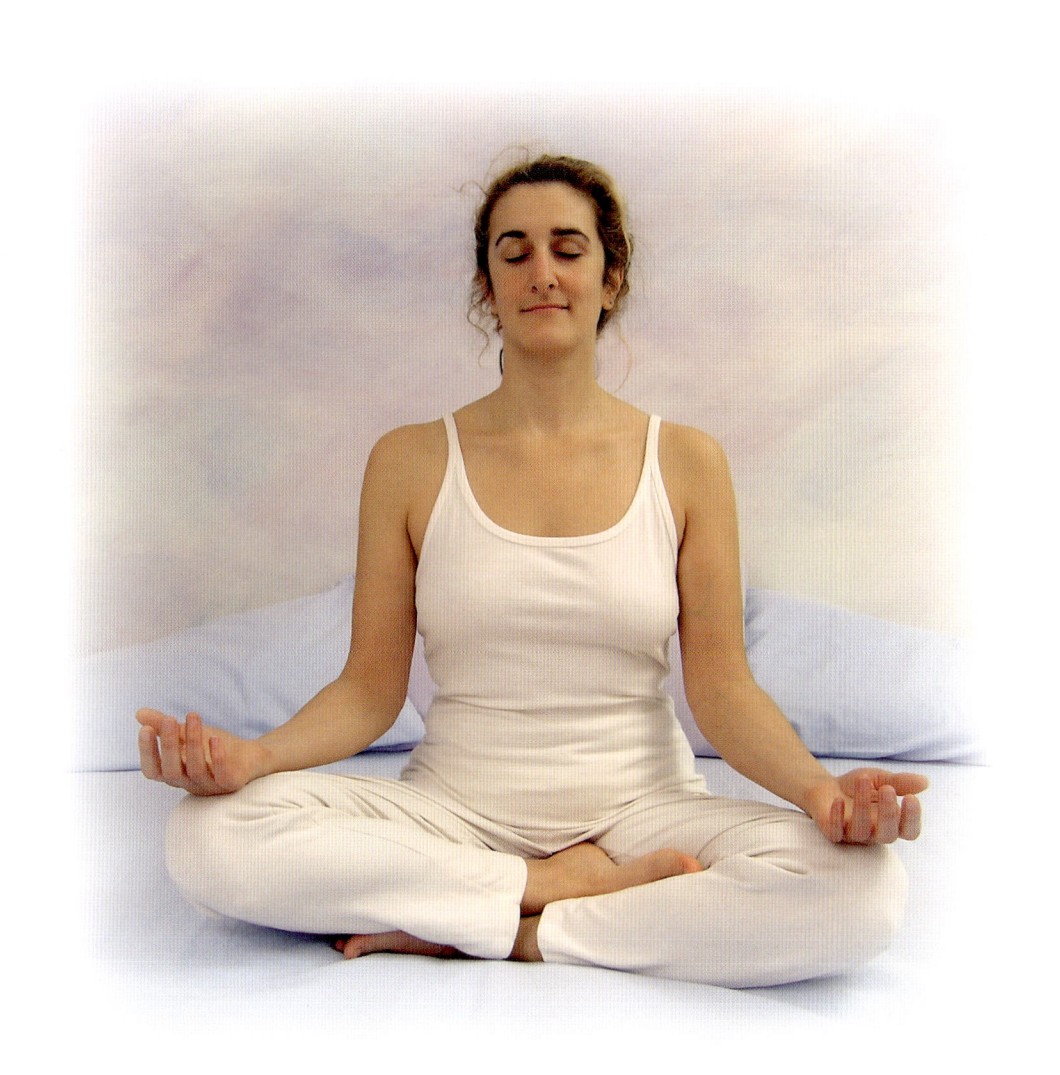

RENEW

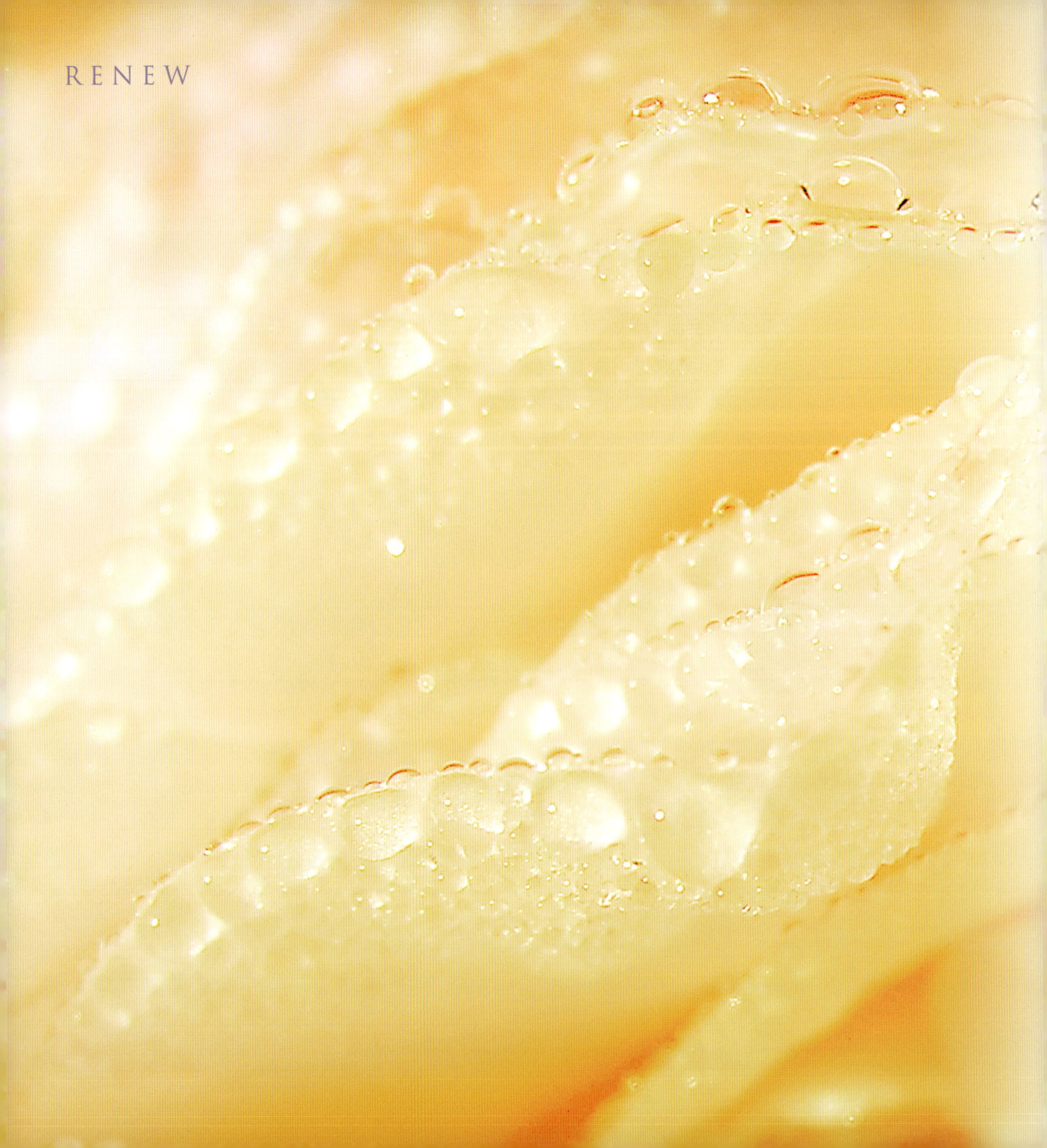

# RENEW

部屋で独りになるちょっとした時間は、
どんな贈り物より貴重だとわかるでしょう。

——ルーミー

内面の平和と充足感は一瞬ごとに得ることができます。

毎日、体と心と魂に活気と栄養を与える時間をつくることがとても大切です。散漫な日常生活を「忘れ」、孤独な内面の聖域にこもるのです。これを意識的に実践することを瞑想と言います。それは心を静めるプロセスです。注意を内に向けることで、平穏、調和、そして内面のつながりを深く感じることができます。

毎日ほんの数分瞑想するだけでも、私たちの幸福がぐんと高まる可能性があることは、研究によって明らかになっています。瞑想の習慣には次のようなメリットがあります。

- 体の病気を治し、高血圧を下げることがあります。

- 感情の落ち着き、安定、調和をもたらします。

- 意思決定力、集中力、明晰性を高めます。

- 活力を高めます。

- 気分を一新します。

- 知恵と生きる目的の発見につながる道を開きます。

何世紀も前から、世界中の――仏教徒からアメリカ先住民まで――さまざまな人々が、何らかのかたちの瞑想を実践しています。それは神の愛と神との一体感を目指す魂の旅であり、変容のためのツールでした。さまざまな文化において、思考を超越するというこの最終的な目標を達成するためのさまざまな方法が開発されました。

意識するしないにかかわらず、私たちはみな同じように心の平和を求めています。それを瞑想とは呼ばなくても、自分の意識を働かせて思考を集中させる何らかの活動をする人は大勢います。そのとき、内面の無駄なおしゃべりが止み、ゆとりができます。しばらくのあいだ、心は平和を見出すのです。

## **quieting the mind** 心を静める

瞑想は、一般的な意味で学べるものではありません。ほとんどの場合、忍耐と訓練でできるようになるのです。あらかじめ選んだ場所に毎日身を置いて、積極的に考えることから始めましょう。心を静める手段として呼吸を用いる方法を紹介します。

家の中の静かな場所を見つけます。

絶対に邪魔が入らない時間帯を選びます。できれば早朝がよいでしょう。

クッションか毛布を支えにして、背筋を伸ばして楽な姿勢ですわります。

目を閉じた方がしっくりするなら閉じましょう。

*瞑想は自分自身に与えられる最も深遠な贈り物です。*

呼吸をしながら「息を吸って、息を吐いて」と繰り返し唱えます。

1回1回の呼吸に意識を集中します。息を吸うたびに深くしていき、
呼吸のテンポを落とすようにします。息を吸うたびに、
呼吸への自覚が活性化します。
毎回十分に息を吐くと、次にもっとたくさん息を吸えると感じます。

心から思考を追い出していきます。
そのために、心が広くて白い空間になるところを思い浮かべるといいかも
しれません。思考が雲に乗って流れていくのをイメージする人もいます。

息を吸うたびに白い光が体に入ってきて、
体を満たして暖めているのが見えます。
呼吸の光が、緊張やなかなか消えない思考を連れて
体を出ていくのを見守りましょう。
心が空っぽになって開かれるのを感じてください。澄み渡っていて無限です
——境界線はありません。

意識を呼吸に集中し続けるうちに、思考が心にもどってくることに気づきます。
その思考に注意して、追い払いましょう。
何度も繰り返し、意識を呼吸にもどします……息を吸って、息を吐いて。

呼吸が広がるのを感じましょう。
息を吸うたびに自分がなお一層解き放たれるのを感じましょう。
完全に集中している時間がだんだん数分間に延びていきます。

この方法を最低5分から始めることをお勧めします。実践時間を毎週5分ずつ加えて、だんだんに20分まで増やすことを目指しましょう。進歩するにつれて、自分と自分の思考と感情が1つでないことを目撃するようになります。一瞬一瞬、自分がどう感じるかを自由に選べるのです。

## visualization 視覚化

次のエクササイズは呼吸と視覚化が中心です。睡眠や瞑想の準備として、純粋にリラクゼーションのために行うこともできます。

完全にリラックスするためには、いくつかの道具があると役に立ちます。できればあおむけで横になり、枕を膝の下に当てて腰をサポートし、丸めたタオルか枕で首をサポートします。アイピローを目の上に置くのも効果的ですし、毛布で体を覆ったほうがいいかもしれません。

## the light within 内部の光

目を閉じて、胸の内側奥深くに1点の光を思い描きます。光は明るく、あなたの注意を引きます。息をするたびに深く進んで、その光に近づいていく感じがします。光はもっと明るくなり、その輝きに引き寄せられます。光の明るさが増すと、その暖かさを感じるようになります。

時間をかけて、一息ごとにさらに奥へと進み、静かに光の暖かさに引き寄せられていきます。途中で休みながら、この旅の一瞬一瞬すべてを満喫しましょう。体と心が安らいでいることがわかります。

やがて光は中に踏み込めるくらい大きな穴になります。その穴を通っていくと、光に包まれます。その暖かさには本来の癒しがあります。あなたが浴びる光は、あなたの全身全霊に触れています。自分が細胞レベルで新しくなり、活性化されるのを感じます。全身がしっかり栄養を与えられ、支えられるのを感じます。自分の存在の明るさがわかります。

ゆっくりと、癒しの光と命の精髄を吸い込みましょう。

## images in nature 自然の中のイメージ

自然の美しさと完璧さは、心の集中と静けさの源です。

自然による視覚化の選択肢は無限にあります。特定の花、木、または場所に感じるつながりを利用できます。あなたの心に語りかける自然のさまざまな姿を利用しましょう。

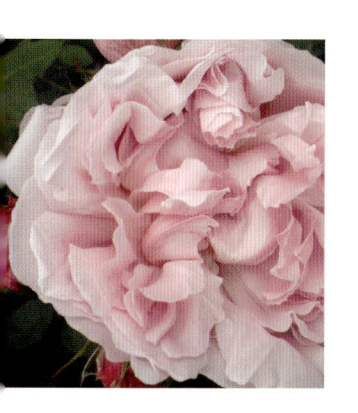

## a rose バラ

支えのある姿勢で横になり、目を閉じて、呼吸が体をリラックスさせるのを感じます。意識を心に集めて、花びらが何枚もある美しいピンクのバラを思い浮かべます。花びらの柔らかさに触れ、その繊細な香りをかぐところをイメージします。息をするたびに、バラがゆっくり開いていくのを見守ります。

心が開くのを感じましょう。柔らかく、美しく、輝いています。花びらが徐々に開くにつれ、背骨が解き放たれ、全身全霊が穏やかになるのを感じましょう。

バラが花開くとき、心と魂が開かれて充実するのを感じてください。この自然の奇跡にあやかって、心が畏敬の念と喜びに満ちあふれます。

呼吸するたびに美しさをのみ込み、体のあらゆる細胞が自然の完璧さとつながるのを感じます。体がバラの緩やかな曲線のように柔らかくなるのを感じると、その形の美しさに気づきます。

光がすべての花びらに触れ、輝かせるのを見守っていると、より明るい輝きを感じることがわかります。バラの開花があなたの心に映され、深い満足感が体を満たします。

## a lake 湖

完全にリラックスした姿勢で、目を閉じます。湖を心に思い浮かべましょう。時間をかけて、周囲の自然の美しさを十分に思い描きましょう。

最初にそよ風が吹いて、あなたは水面のさざ波に気づきます。

そのなめらかな動きの中で日光がきらめいて踊るのを見つめます。水がとても優雅に引いては返し、自然に流れるのがわかります。呼吸するたびに、あなたの心は透き通っていき、よりしなやかに、水の動きと同じように自然な感覚で反応できるのを感じます。

そして次にあなたは湖の深さに気づきます。

水面の下の静けさを感じ、それに引きつけられます。自分の中の静けさに気づけば気づくほど、呼吸が深くなるのを感じます。

そよ風がだんだん弱くなると、湖面が周囲の世界をはっきり映すようになるのが見えます。時間をかけて、周囲の世界をつぶさに映し出せる水の力をあがめましょう。

いかに地球がこの水域を育んでいるか、いかに太陽と月と星が光をその水に輝かせているか、意識しましょう。

あなたの心はぴたりと静まっています。呼吸をするたびに、この静けさの一部を強く感じます。しなやかさと受容性を感じます。

もっと深く、さらに深く進み、全身全霊が純粋な平和へと入っていきます。

*深い静寂の中にある平安に深く引き込まれる経験をしましょう。*

水の清浄作用を意識し、呼吸するたびに洗われて、過去からも未来からも解き放たれるのを感じます。

あなたはひたすら完全な呼吸の中に存在し、今この瞬間を生きています。この瞬間は一瞬ごとに新しくなるのです。一瞬一瞬を十分に吸い込みましょう。

## other forms of meditation その他のかたちの瞑想

ロウソク、花、写真、曼荼羅など、物に意識を集中する人もいます。自然の中を歩きながらの瞑想で、内面の孤独を実現する人もいます。

音もまた1つの瞑想のかたちで、伝統的にはマントラ、すなわち何度も繰り返す聖なる音が用いられていました。今では自分の好きな日常的な言葉を使うのが一般的です。そのような言葉やフレーズを何度も繰り返すと、体がその振動に共鳴し始めます。

自分にぴったりのアプローチを見つけるために、いろいろなかたちの瞑想と視覚化を試しましょう。

瞑想は喜びに満ちた終わりのない旅です。

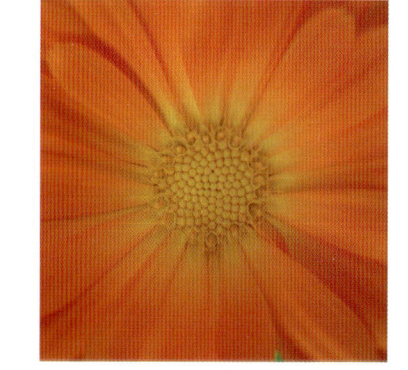

静かな心にはあらゆることが可能である。

——マイスター・エックハルト

EMERGE

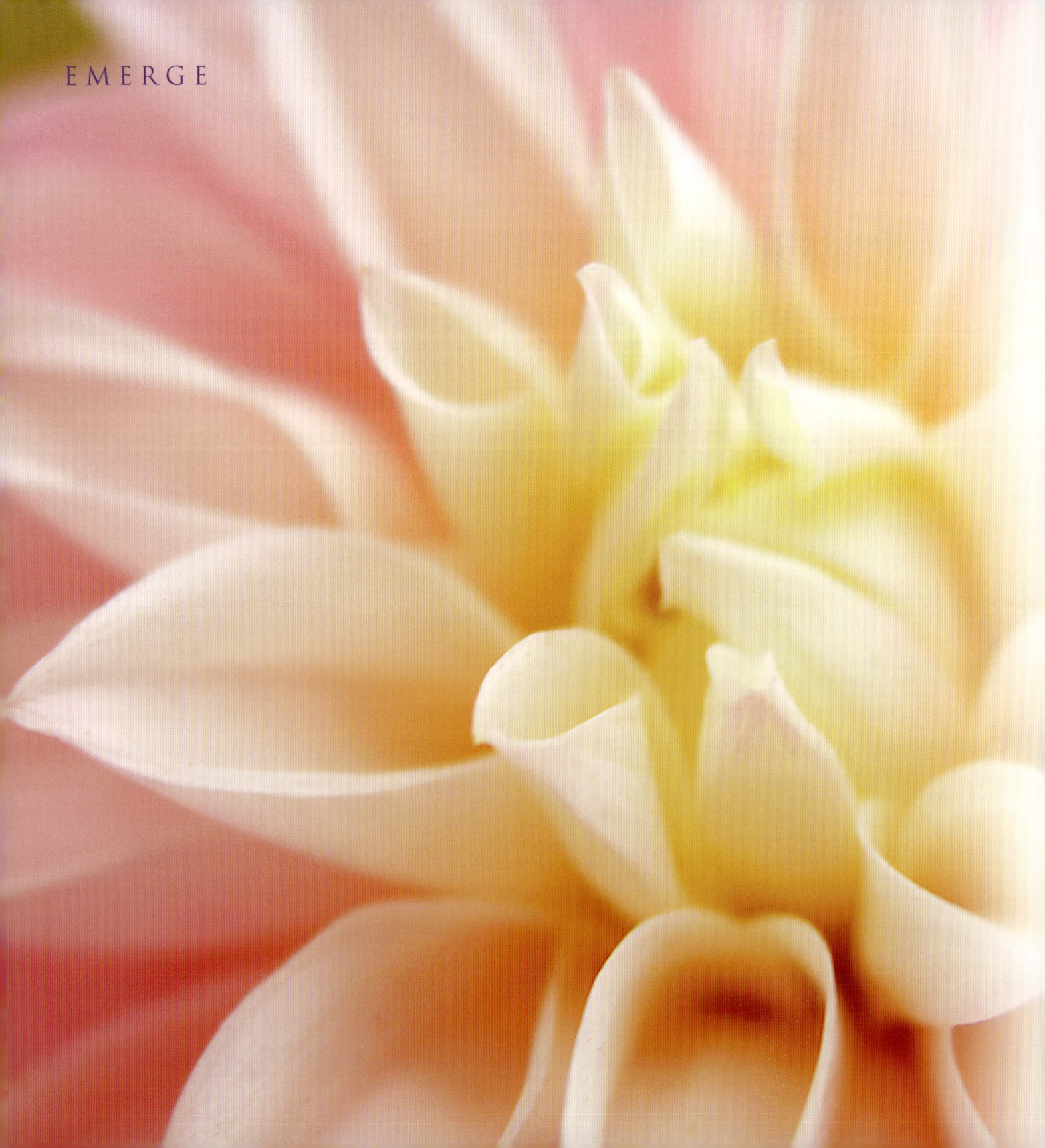

EMERGE

人生は自分でつくるもの、これまでもこれからもずっとそう。

——グランマ・モーゼス

*自分の体の知恵と*
*リズムを信じましょう。*

ライフスタイルの変化は、ヨーガによる身体のストレッチよりもさらに深い意味で、心と魂をストレッチすることができます。とくに食べ物にはそれが言えます。私たち一人ひとりには食べ物についての過去があり、その過去はしばしば気持ちと絡み合っています。そのような気持ちを大切にしながら、長く健康的な人生のために最善の選択をしましょう。

まずシンプルに、次のアイデアのうち1つか2つ選ぶことをお勧めします。優先されるべきはあなたの幸福を守ることです。変えることに苦痛を感じるのなら、取り組みを簡単にするか、もっとよい時機を待ちましょう。

### water 水

水は体内の全細胞に栄養と酸素を送るのに役立ち、体温を調節し、器官をきれいにする助けとなり、体から毒を取り除きます。

きれいで新鮮な水を飲みましょう。町や都市に住んでいる場合、水道水は幾度となく再循環されて再利用されているので、あまり健康的な選択肢とは言えません。水を「浄化」して水中の細菌を殺すために使われる塩素は、生命のもととなる腸内細菌もだめにするおそれがあります。この「健康によい」腸内細菌は、食べ物の吸収に不可欠であり、体が毒を排出するのを助けます。たとえ浄水器を使っても、水道水が適しているのはせいぜい風呂と料理です。井戸水を飲んでいない人は、純粋な天然水を見つけて飲むためのあらゆる選択肢を探りましょう。

水の多様性は重要です。水源の異なる天然水は味が違うだけでなく、含まれる天然ミネラルの組み合わせもさまざまです。

### making water a priority 水を優先する

呼吸と同様、生活の最も単純な要素がもつ強い影響力は見落とされがちです。飲料水を優先させたら、生活はどんなふうになるでしょう？　たいていの人は、体が本当にどれだけの水を必要としているか、脱水状態——多くの病気や疾患の前兆——を避けるにはどうしたらいいか、まだ学んでいる途中です。

経験則として、毎日最低でも体重約 0.5kg につき 30mℓ の水を飲みましょう。

コーヒーや紅茶を飲む場合、毎日の水の摂取量をもっと増やす必要があります。コーヒーと紅茶には利尿効果があるので、排尿の回数が増えるのです。

カフェイン入りの飲み物を飲まないようにしようと決めた場合、徐々にやりましょう。毎日少しずつ減らすか、またはコーヒーにインスタントの穀物コーヒーを混ぜるようにします。さまざまな穀物コーヒーやハーブティーが輸入食材店やネットで手に入ります。

*たいていの人は体が本当にどれだけの水を必要としているか、まだ学んでいる途中です。*

### the how and when of water いつ、どうやって水をとるか

- 朝一番にコップ 2 〜 3 杯の水で水分補給をします。

- 水は食べ物と別に摂取します（どんな液体も、消化に必要な大事な酵素を薄めて洗い流してしまいます）。

- 食事時間の前 1 時間半以上、後 1 時間以上、液体を飲まないようにしましょう。

## food 食べ物

農薬や化学薬品をいっさい使っていないことが証明されている、オールオーガニック食品の食事をお勧めします。たいていの人にとって、そういう食生活をするということは、地元の健康食品店となじみになるか、地元の食料品店の店長と話をすることになります。現在、チェーンの食品店やスーパーにもオーガニック食品を置いている店がたくさんあります。

新鮮で健康によいオーガニック食品を食べることは、あなたが人生でできる最高の投資の1つです。

## what we eat 何を食べるか

*あなたは
あなたが食べるもので
決まります！*

あなたが食べるものは、あなたの血液と生活の質に善かれ悪しかれ直接影響します。何を食べるかによって、エネルギーがわき、頭がすっきりし、気持が安定する可能性もあれば、極端に気分が揺れ動き、疲れ果ててイライラすることもありえます。選ぶのはあなたです！

食品の正しい組み合わせを学ぶのは簡単で、食べたものを活用する体の能力に大きな変化をもたらします。果物と野菜は多ければ多いほど望ましく、わかりやすく大ざっぱに言うと、野菜が60〜80％で炭水化物とタンパク質が20〜40％です。

## important foods to eat regularly 定期的に食べるべき重要な食べ物

**ローフード**　さまざまな果物、野菜、発芽した種、穀物、ナッツを含む、多種多様なサラダを食べましょう。ローフードは体に最適な栄養価と酵素を提供します。

**発酵野菜**　ザワークラウトや漬物のような発酵された野菜です（市販品も増えていますが、家庭で野菜を発酵させる方法はとても簡単に覚えられます）。消化を助ける貴重な酵素を豊富に含んでいます。

**海塩**　ヨウ素添加食卓塩の代わりに、健康食品店やオンラインで手に入るミネラル豊富な海塩を使いましょう。世界中のさまざまな塩を試してください。

**オーガニックの生ハーブまたはドライハーブ**　サラダやソースやドレッシングを充実させましょう。多くのハーブには薬効性というおまけのメリットもあります。

**海藻**　海藻（昆布など）はミネラルに富み、鎮静効果があります。おいしい香辛料として手に入るものもたくさんあります。

## a better way to eat よりよい食べ方

毎回食事を始める前に、ちょっと間をおいて意識的に呼吸を3回します。これで食べ物に意識が向き、体の消化能力が強くなります。2〜3分かけてテーブルをきれいにセットし、できればロウソクに火をともし、テレビやラジオのニュースは必ず切りましょう。

意識的に食べるには、まず意識して噛むことです。実際に消化は噛むところから始まるのに、多くの人は食べ物をほとんど噛んでいません！

僧侶や古代文明の民族は、たいていこんなルールを掲げていました──食べ物を飲み、水を噛め。彼らは一口の食べ物を50〜100回噛み、唾液と完全に混ぜ合わせてから飲みこみました。食べ物を噛めば噛むほど、体はそれを消化しやすくなります。

噛む回数を増やすと、食べ物の摂取量が減ることがわかるでしょう。たいていの栄養士のアドバイスにしたがって、満腹を感じる前に食べるのをやめましょう。どんなに体が軽く健康になるか、すぐに気づくでしょう。

### food for mind and spirit 心と魂のために

自分を幸せにして魂や心に栄養を与える活動を、毎日のスケジュールに組み込みましょう。私たちは体と心と魂に取り組んでいることを忘れないで。新しい技術を学ぶ教室に参加しましょう。どこか知らない場所を訪ねましょう。週に一度、冒険のための時間をつくりましょう。

そんなふうに脳細胞を挑発すると、脳細胞は新しい方向に伸びるのです！

*何をするにも、そこに喜びを見出しましょう。*

### walk the walk 散歩する

できるだけ頻繁に自然あふれる屋外に出ましょう。屋外を歩くことも、最高のかたちのエクササイズです。週に数回、15分間散歩することから始めましょう。友だちも誘えば、高まる幸福感と活力の恩恵をおすそわけできます。

### from the inside out 内から外へ

毎日、1歩進むたびに自分をいたわりましょう。変えるのは楽ではありません。とくに毎日の食べ物やライフスタイルにかかわる変更は難しいものです。すでにこのような基本的要点を守って生活しているのなら、探るべき新たな道を求めましょう——新しい選択肢はいたるとことにあるものです！

できるときは必ず呼吸とリラックスに時間をかけ、今日なし遂げたすべてのことに感謝しましょう。自分が確かになし遂げたことに注目しましょう——どんなに小さいことでもかまいません。たとえば、今日ふだんよりたくさん水を飲んだのなら、その成果を認めましょう。

## feel the differences in your body 体内の変化を感じる

できるだけ、頻繁に、わずかでも時間をとって、目を閉じ、一息ついて、その瞬間に自分がしていることを感じましょう。1杯の野菜ジュースを飲んだり、サラダを食べたりするとき、新たな自分を感じましょう。少し余計に時間をとって外を散歩したなら、元気になったのを感じましょう。渋滞に巻き込まれたとき、どうしようもない不満を抱える代わりに、呼吸法を実践して、心の落ち着きを感じましょう。

一歩ずつ大事に、共感しながら、日常生活への意識を高めましょう。

## what we think 何を考えるか

自分の考えは重要でないかのように生活する人が大勢います。でも、もちろん考えは重要です──それどころか、考えは自分自身だけでなく他人にも影響します。

自分の生活、成果、そして自分自身について、ポジティブなことだけを考えることにしましょう。1日をとおして、体か心か魂の変わった面や特性1つに焦点を合わせるのです。

ブッダの言葉は、意識することの知恵を表しています。

> 今ある自分はすべて、自分が考えてきたことの結果である。
>
> すべての考えが皆に見えるように空に焼きつけられるつもりで考えなさい。
>
> 全世界があなたの言うことを聞こうとする1つの耳だというつもりで話をしなさい。
>
> すべての行いは自分の頭に跳ね返ってくるつもりで行動しなさい。
>
> 自分が望みのものだというつもりで望みなさい。

*毎日、すべてに感謝しましょう。*

この本で説明されているポーズは、数あるさまざまなヨーガのポーズのほんの一部にすぎません。さらに実践するうちに、自分なりの改良点が見つかります。

あなたの内なる声も、もっと強くはっきりしてきます——ヨーガへのアプローチと人生へのアプローチの類似点を見出すよう、あなたを導き、促します。

ヨーガの実践はあなたの体（ボディ）と心（マインド）と魂（スピリット）に影響をおよぼします。それが生活のさまざまな面に表れ、自分の本質を明らかにする様を、あなたは喜びとともに見守るようになります。

時間をかけましょう——そしてこの喜びとともに今を生きましょう。

**あなたの冒険に幸あれ！**

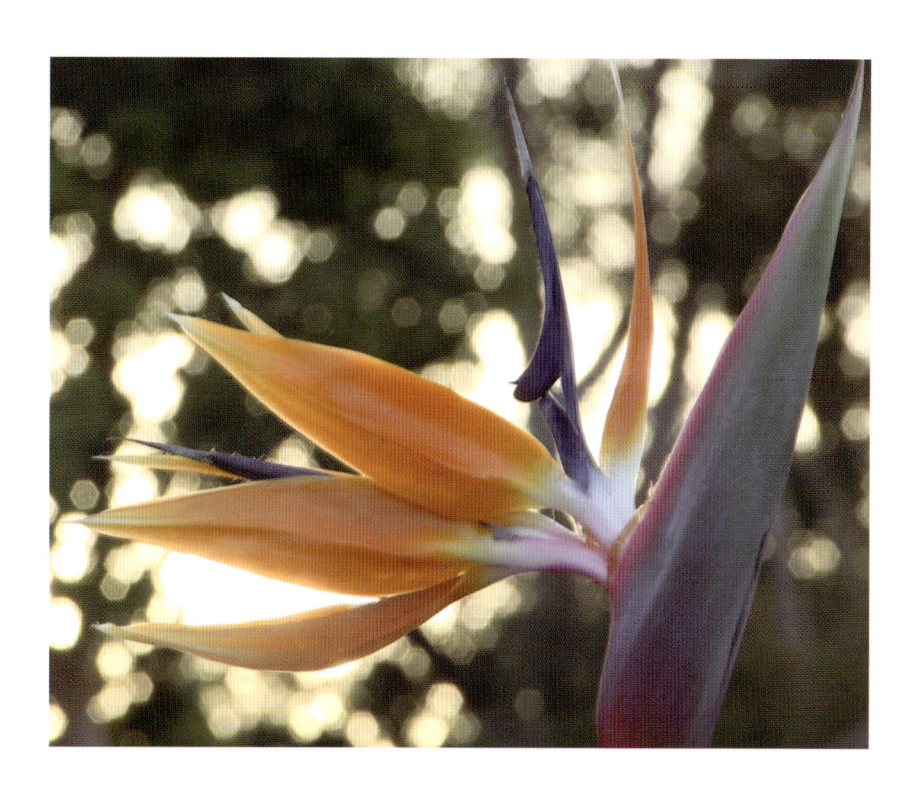

人生は大胆な冒険か
何もないかのどちらかだ。

——ヘレン・ケラー

著者：
**ナオミ・ソフィア・コール** (Naomi Sophia Call)
クリパル・ヨーガの上級教師。30年以上にわたってヒーリング・アートを実践し、15年間ヨーガを教える。高齢者と慢性痛患者への対応を専門とするが、それ以外でも東海岸と西海岸で幅広い年齢層を対象とした参加するクラスやワークショップを多数主宰。その他、ベジタリアン料理、導引術、フラワーエッセンス、ホリスティック生活を教え、ヴィジョナリー・サークルの指導を行う。
URL：http://www.naomicall.com

訳者：
**大田 直子**（おおた　なおこ）
東京大学文学部社会心理学科卒業。訳書に、『FINE WINE スペイン　リオハ＆北西部』『実践アーユルヴェーダ(NHシリーズ)』『アシュタンガ・ヨーガ　インターミディエート・シリーズ』（いずれもガイアブックス）など多数。

---

YOGA IN BED

# ヨーガ イン ベッド

| 発　　行 | 2013年4月20日 |
|---|---|
| 発 行 者 | 平野　陽三 |
| 発 行 所 | 株式会社 ガイアブックス |

〒169-0074 東京都新宿区北新宿 3-14-8
TEL.03(3366)1411　FAX.03(3366)3503
http://www.gaiajapan.co.jp

Copyright GAIABOOKS INC. JAPAN2013
ISBN978-4-88282-869-3 C2011

落丁本・乱丁本はお取り替えいたします。
本書を許可なく複製することは、かたくお断わりします。
Printed in China

## 『ヨーガ イン ベッド』への賛辞

ナオミ・コールのアプローチはやさしく、枕で体を支えながら始める簡単なストレッチを紹介しています。
この本の体裁も使いやすさの1つ。スパイラルバインディングで開きやすく、
繰り返し使ってもばらばらになりません。
各ポーズが5～7枚の写真とともに説明され、そのポーズのアレンジや別段階の写真も掲載されています。
見よう見まねで誰でも簡単にポーズができます。

——フェリシア・トマスコ（『LA Yoga Magazine』誌編集長）

私はこの本が大好きです——1日の始まり、締めくくりに最高！
ポーズしやすく、説明もわかりやすい。81歳の母にプレゼントしたのですが、
本書によってどれだけすばらしい気分になったかを延々と聞かされます。
娘は生まれたばかりの赤ちゃんと一緒にベッドでヨーガをしています。
こんなすてきな贈り物をありがとうございます。

——K・スプラーグ（マサチューセッツ州レーンズボロー）

『ヨーガ イン ベッド』は私の人生を大きく変えました。
これまでエクササイズ、とくにヨーガをする気は十分にあったのですが、
それを実行する時間も場所も捻出できませんでした。それがこの本を手にして一変したのです。
今では毎朝ベッドから出る前、何かほかのことを考え出す前に、10～15分間ヨーガをする日々。
以前の私には信じられないことです。退屈な日に元気をもらえる引用句や詩の一節も気に入っています。
きれいな花の写真もうれしいですね。

——G・ストラング（ニューヨーク州ニューヨーク）

ベッドで体を鍛える？　すてき。ナオミ、もっと早くあなたのことを知りたかった。

——ラリー・ターマン（カリフォルニア州ロサンゼルス）

『ヨーガ イン ベッド』のおかげで、とうとう私は日常生活にストレッチをする気になり、環境が整いました。この5年間、毎日、決められた手順と指示を守っています。
足を床に下ろす前に、深いところで自分の呼吸や体とつながります。
今年70歳になりますが、私の柔軟性はこのすばらしい本のおかげです。

——G・マリエル（ニューヨーク州チャタム）

**DVDについてのご注意**

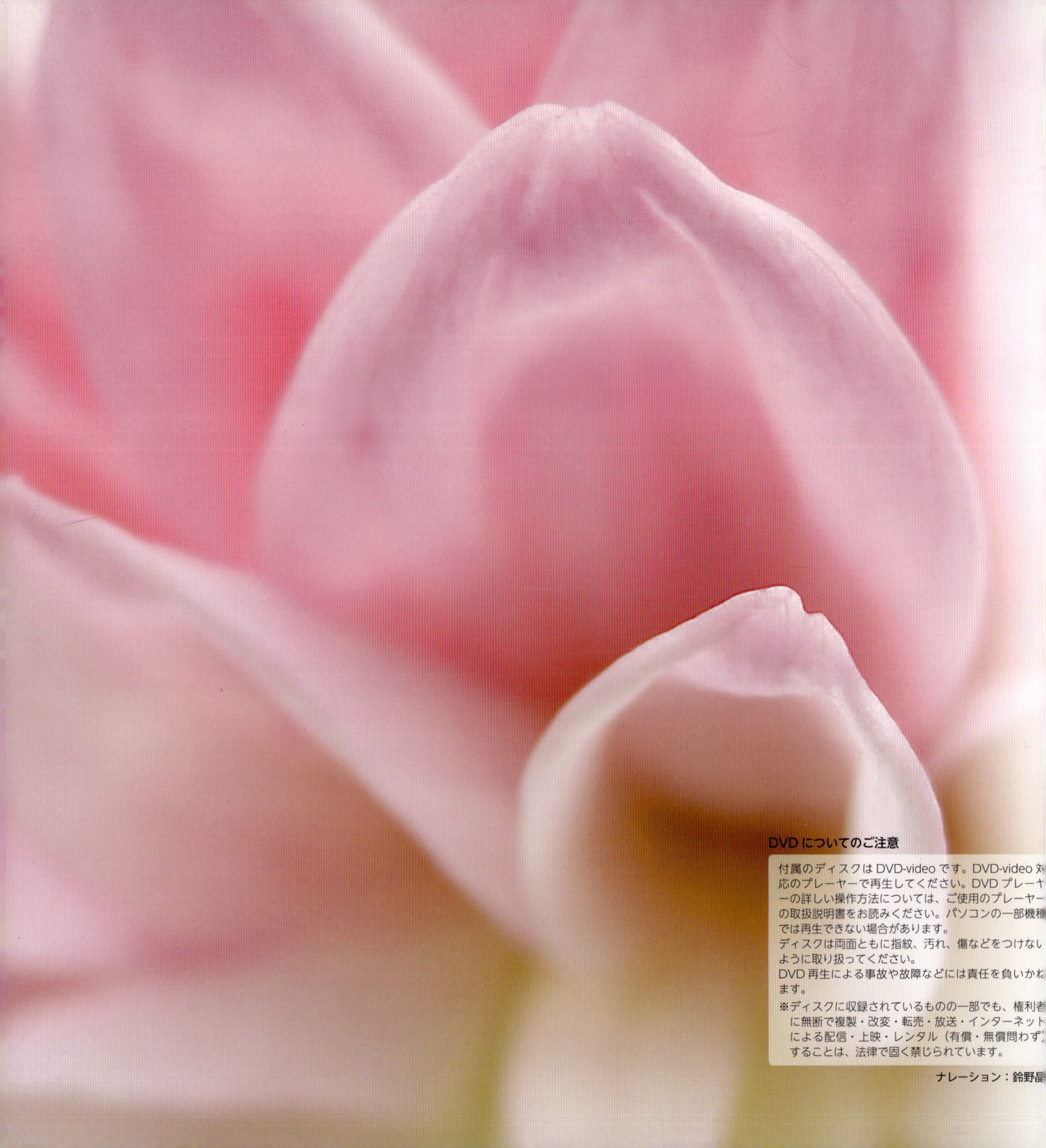

付属のディスクは DVD-video です。DVD-video 対応のプレーヤーで再生してください。DVD プレーヤーの詳しい操作方法については、ご使用のプレーヤーの取扱説明書をお読みください。パソコンの一部機種では再生できない場合があります。
ディスクは両面ともに指紋、汚れ、傷などをつけないように取り扱ってください。
DVD 再生による事故や故障などには責任を負いかねます。
※ディスクに収録されているものの一部でも、権利者に無断で複製・改変・転売・放送・インターネットによる配信・上映・レンタル（有償・無償問わず）することは、法律で固く禁じられています。

ナレーション：鈴野晶